JN033214

小児看護技術演習テキスト

学習ノート〈学生用〉

子どもの権利擁護の実践をめざして

監修 濱中喜代

編集 髙橋 衣

へるす出版

監修・編集・執筆者一覧

監　修　　**濱中喜代**　　岩手保健医療大学看護学部

編　集　　**髙橋　衣**　　東京慈恵会医科大学医学部看護学科

執筆者　　**髙橋　衣**　　　東京慈恵会医科大学医学部看護学科
　　　　　永吉美智枝　東京慈恵会医科大学医学部看護学科
　　　　　瀧田浩平　　埼玉県立大学保健医療福祉学部看護学科

小児看護技術を学んでいる
学生の皆さんへ

　このテキストは，小児看護技術を学ぶための学習ノートです。この学習ノートには，演習前の「事前学習」と演習後の「事後学習」がセットされています。「事前学習」を行い演習に参加することによって，主体的な学びができます。また，各演習には〔ケアモデル〕を提示していますので，その子どもの発達段階・疾患・系統別看護を同時に考え，小児看護技術のエビデンスに反映することができます。さらに，サブタイトルに「子どもの権利擁護の実践をめざして」とあるように，子どもの権利擁護を意識しながら小児看護技術を学ぶことができます。手順の根拠として質問にも組み込みましたが，チェックリストの最後に，「小児看護領域で特に留意すべき子どもの権利と必要な看護行為」である，〔説明と同意〕〔最小限の侵襲〕〔家族からの分離の禁止〕〔プライバシーの保護〕〔抑制と拘束〕〔意志の伝達〕〔教育と遊びの機会の保障〕〔保護者の責任〕〔平等の医療を受ける〕を加えています。

　学生の皆さんが，教員や学生間で意見交換をしつつ，子どもの権利を擁護した，個別性のある創造性豊かな小児看護技術を考え，学習できることを心から願っています。

2023年6月

髙橋　衣

目　次

Ⅰ章

小児看護技術の基盤となる考え方

1 子どもの権利擁護と小児看護技術

　わが国における子どもの権利に関する法律・制度は，日本国憲法を根拠として，児童福祉法・母子保健法・学校保健安全法が制定され，改定を繰り返し現在に至っています。また「児童憲章」は，日本が，すべての児童の幸福をはかり，人として尊ばれ，社会の一員として，よい環境のなかで育てられることを宣言し，国民全体へ児童福祉に対する意識の啓発として制定されています。さらに，1994年に日本が批准した「子どもの権利条約」では，子どもにも大人と同じように，精神的な自由権（第13・14・15条）・意見表明権（第12条）・人格権（第16条）などを定め，その権利を認めています。そして，「子どもの最善の利益」を第一に考慮するという基本原理（第3条）によって，子どもの健康的な成長・発達のために，国や親あるいは子どもに携わる大人すべてがその権利を保障する義務があることを示しています[1]。さらに第23条では，「精神的または身体的に障害をもつ子どもが，尊厳を確保し，自立を促し，地域社会への積極的な参加を助長する条件の下で人間に値する生活を享受する権利」，第24条では，「到達可能な最高水準の健康を享受すること，並びに病気の治療及び健康の回復のための便宜を与えられることについての児童の権利」が述べられています[2]。子どもに携わるすべての看護師は，その義務を負っていることを忘れてはなりません。子どもは，子どもの権利条約の批准までは，保護される客体としての存在でした。しかし，子どもの権利条約の批准によって，権利の主体となる存在であることが規定されました。子どもは成長・発達していく存在であり，一人の人間として，主体としての権利を有している存在なのです。

　特に乳幼児は，言語・判断力が未熟で脆弱な存在ですが，人間の成長にとって極めて重要な時期にあります。2005年に国連・子どもの権利委員会は，「ジェネラルコメント第7号乳幼児期にある子どもの権利」[3]を採択しました。そのなかには，乳幼児の特質として，「乳幼児は，親またはその他の養育者と強力な情緒的愛着関係を形成し，その親またはその他の養育者からの，乳幼児の個別性および成長しつつある能力を尊重するような方法による養育，ケア，指導および保護を求め，かつ必要とする」「乳幼児の成長発達経験は，乳幼児のニーズおよび適切な取扱いのあり方について，また家族およびコミュニティにおける乳幼児の積極的な役割についての文化的考え方によって，強力に形作られる」などが記載されています。子どもは，生まれたときから自らの力で外界と交流し，反応し，成長・発達していく存在です。健康を障害している場合においても，その子どもの状況と丁寧に向き合い，乳幼児期の特質を伸ばすことで，その子どもの将来が形成されていきます。

　子どもに対して，看護師がどのように接していくかは，乳児期の発達課題である基本的信頼の獲得や子どもの人格形成にも大きく影響してきます。また，看護師の子どもへの接し方は，子育てをしている保護者にとってもモデルとなっていきます。そうした意味で，小児看護に携わる看護師の技術は，子どもの権利を擁護する内容でなければなりません。

　子どもの権利条約の批准後，日本看護協会によって「小児看護領域で特に留意すべき子

どもの権利と必要な看護行為」(1999年規定，2007年改訂) が規定されました[4]。盛り込まれている内容は，「説明と同意」「最小限の侵襲」「プライバシーの保護」「抑制と拘束」「意志の伝達」「家族の分離の禁止」「教育・遊びの機会の保証」「保護者の責任」「平等な医療を受ける」の9つの項目です。子どものケアを実施する際に，常にこの項目を意識していくことが必要です。看護師が大人に接するとき，挨拶をして，声かけをして，これから何をしようとしているか，協力してほしいこと，どれくらいの時間がかかるかを説明してケアに入ります。学生も実習において，そのことが自然にできていきます。しかし，子どもの場合はどうでしょうか。言葉を発しない乳幼児に対して，子どもに対して声かけをしてわかりやすい説明をする大切さ，意思を確認すること，子どもの意思に沿わないときには，その理由を説明する大切さを学習しなくては，実施することができません。学生のときにこそ，小児看護技術のなかで，子どもの権利擁護をどのように実践していくのかを学ぶ必要があります。

2　成長・発達支援と小児看護技術

　人は乳幼児期に言語を獲得し，脳神経細胞の発達とともに，著しく運動発達が進み，自ら移動する機能を獲得します。また，栄養を摂取することで，身体が形態的に成長しながら，睡眠，活動，食事をとおして生活リズムを形成し，認知機能と運動機能が統合されることにより生活行動の獲得が進みます。認知機能や情緒，社会性は日々の多様な遊びや人とのやりとりをとおして発達し，やりとりの質がよいことが安定した心理社会的発達へとつながります[5]。小児の看護技術には，日常生活に関するさまざまな援助が含まれます。日常生活の援助を実施するうえで，小児期の発達過程を知ることが援助計画の基盤となります。

　子どもの成長は，個人の特性，周囲の人や社会，文化との相互作用に影響を受けています。これは，ブロンフェンブレナー (Urie Bronfenbrenner) の生態学的システム理論により示されています。病院で生活する子どもにとっては，マイクロシステム内では，医療者との医療ケアに関するやりとりが増えます[6]。先天性の疾病では生後から医療ケアに関するやりとりが始まります。この環境や相互作用を考えたとき，子どもの発達に着目した看護技術は重要な要素です。乳幼児期において乳幼児と養育者の関係性が健康で，温かく安定し愛情に満ちたものであることが，乳幼児の豊かな社会性や情緒発達をもたらし，ひいては知的学習を促進すると考えられています。これには，出生後から日々繰り返される円滑な母子相互作用が関連しており，その質がよいものであるほど子どもの心理社会的発達を促進します[7]。この愛着理論は，NICUや小児病棟などで繰り返し行われる看護技術の実施場面でのコミュニケーションに生かすことができます。看護学生が看護技術を学ぶ過程では，技術にコミュニケーションを含め，方法を発達課題に関連させて考えることを

大切に，教育を行います。

　地域の健康診断や小児科外来には，健康に生活している子どもが多く訪れます。このため，医療者や医療器具に対して恐怖を感じる場面があり，看護師による心理的な援助や安全に配慮した技術が求められます。一方で，医療を必要とする子どもは，疾患や症状，検査，集中治療，手術療法，化学療法，透析療法などの治療による影響を受けています。疾病による身体機能の障害は，小児期の運動・認知機能や心理にアンバランスな状態を生じさせますが，看護技術を行う場面では，さらに子ども自身が自己をコントロールする能力が制限されやすい状況が生じます[8]。このため看護技術には，子どもが疾病と治療を理解して積極的にセルフケアを習得し，ヘルスリテラシーを獲得して自律を促す視点が必要とされ，プレパレーションや教育的なかかわりを含んでいます。出生後の乳幼児期に治療や入院を経験して学童期に成長した子どもと，学童期に発症した子どもとでは，病気の理解やセルフケアの習得のプロセスが異なります。ここにも，個別性と病気の理解やセルフケアの発達状況に応じて看護技術を工夫できる能力が必要とされます。

3　ファミリーセンタード・ケア，パートナーシップと小児看護技術

　ファミリーセンタード・ケア（Family-Centered Care；FCC）は，子どもを中心として，家族と看護師がパートナーシップを形成し，協働して最適な看護を提供する，欧米諸国で重視されてきた理念です。この理念は，子どもと家族，医師，看護師などの医療職，保育士やチャイルド・ライフ・スペシャリストなどの専門職が協働し，支援を計画し，実施・評価するうえで協働するための基盤となります。FCCには中心となる4つの概念があり，子どもに対して看護技術を実践する場面において，中心概念を反映させた計画を立案し，実践することは重要です[9]。

　FCCの4つの概念を看護技術の実践に当てはめて考えて説明します。1つ目は，子どもと家族に対して尊敬の念をもち，敬意を払うことです。この概念に基づき，看護師は，看護技術を最善の方法で実施するために，子どもと家族の意見や選択を傾聴し，考えを尊重します。看護技術を計画するうえで，多様な人種，倫理観，文化，価値観，経済状況を尊重し，ニーズに合わせて柔軟にケアが提供されることが重視されます。2つ目は情報共有で，子どもと家族にとって効果的な方法について，偏りのない正確な情報を共有することが求められます。3つ目は，ケアや意思決定への参加です。これは，子どものケアを続ける家族をエンパワメントすることでもあり，子どもと家族はタイムリーに正確な情報を受け取り，ケアについて意思決定を行い，ケアに参加することができます。4つ目は，家族と医療者が協働することです。ケアの評価やプログラムの開発へ，子どもと家族の参加を促し，医療者と協働した実践につなげます[10]。看護師のパートナーシップや専門知識を共有し，協働に対する認識を高めることで，看護技術の質と安全性が向上し，結果とし

て最良で質の高い看護の提供につながります。

　FCCの実践は，パートナーシップという考え方を基盤としています。小児看護では，家族に対する傾聴をとおして，子どもの反応を理解しようと努力し，家族を子どもの一番の理解者であるケアの専門家として尊重し，医療やケアについての意思決定や，子どものケアや育児をしていることに敬意を払い，パートナーシップを築くことは重要な看護です[11]。

　看護技術を実践するうえで看護師は，家族が子どもと効果的なコミュニケーションを図ることができるよう支援します。これが，家族の疾患への適応や治療への心理的な準備へとつながります。また，子ども，家族，看護師が，誠実でオープンなコミュニケーションを図ることにより，複雑な状況においても，子どもと家族一人ひとりの強みや知識を生かした看護技術の実施が可能となります。

文献

1) Committee on Bioethics, American Academy of Pediatrics：Informed consent, parental permission, and assent in Pediatric practice. Pediatrics 95 (2)：314-317, 1995.
2) 外務省：「児童の権利に関する条約」全文. 2022.
https://www.mofa.go.jp/mofaj/gaiko/jido/zenbun.html（2023年6月7日アクセス）
3) 日本弁護士連合会：子どもの権利条約 条約機関の一般的意見7「乳幼児期における子どもの権利の実施」. 2020.
https://www.nichibenren.or.jp/activity/international/library/ human_rights/ child_ general-comment.html（2023年5月26日アクセス）
4) 日本看護協会・編：小児看護領域の看護業務基準. 日本看護協会出版会, 東京, 1999.
5) Bowlby J（黒田実郎, 大羽蓁, 岡田洋子, 他・訳）：母子関係の理論；Ⅰ愛着行動. 岩崎学術出版社, 東京, 1983.
6) Marilyn J Hockenberry：Wong's Nursing Care of Infants and Children. 10th ed, Mosby, St. Louis, 2015, pp152-182.
7) Sumner G, Spiez A：NCAST：Caregiver/Parent-Child Interaction Teaching Manual. NCAST publications, Seattle, 1994, pp 3-10.
8) 永吉美智枝：慢性疾患をもつ乳幼児の精神保健と看護. 小児看護 39 (1)：113-116, 2016.
9) Tondi M Harrison：Family Centered Pediatric Nursing Care：State of the Science. J Pediatr Nurs 25 (5)：335-343, 2010.
10) AMERICAN ACADEMY OF PEDIATRICS Committee on Hospital Care：Family-Centered Care and the Pediatrician's Role. Pediatrics 112 (3 Pt 1)：691-696, 2003.
11) 前掲6, pp152-192.

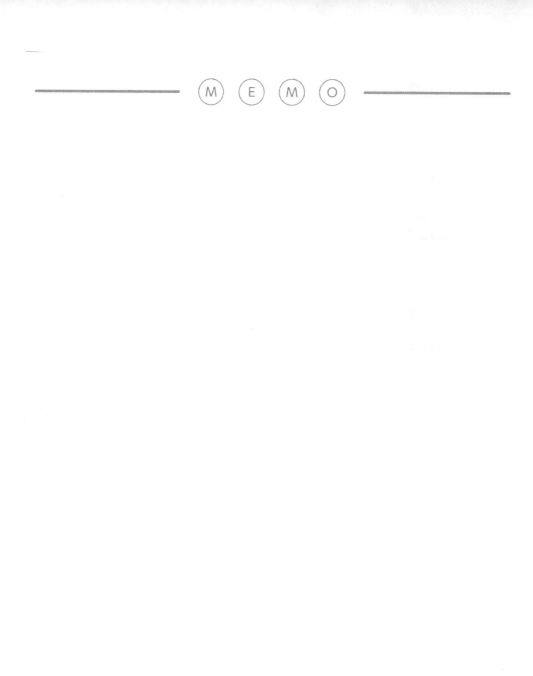

II章

演習項目とケアモデルを取り入れた演習展開方法

1 抱き方，身体測定

　子どもの抱っこは，小児看護技術全般に必要な行為であり，子どもを抱き上げ移動することや，抱っこによって子どもとのスキンシップを図ることは，精神的安寧や関係性の構築につながる小児看護技術です。抱っこは，子どもの体格や発達段階に応じた方法を選択し，安全かつ安楽な方法を身につける必要があります。特に，自ら移動することや言語的コミュニケーションを取ることのできない乳児期や障害をもつ子どもとのコミュニケーションとして重要です。

　身体測定は，子どもの発育と栄養状態の評価や疾患・症状の出現・悪化など健康状態の把握，薬物投与量の算定など治療に必要なデータの収集といった，さまざまな場で必要な看護技術です。また身体測定では，正確なデータを得るために確実な方法と子どもの体格や発達段階に応じた測定器具を選択する必要があります。さらに，身体測定を実施する際には，子どもへの事前説明(プレパレーション)と啼泣しないようにコミュニケーションを図ること，疾患・治療・症状を踏まえた観察が求められます。これらは看護師だけで行う場合と家族の協力を得ることが効果的な場合があります。

学　習　目　標

【抱き方】
① 子どもの抱き方に必要な事前学習と事後学習ができる
② 子どもの抱き方の注意事項を述べることができる
③ ケアモデルの発達段階と状況を考え，モデル人形で抱っこができる
④ 抱っこをする際に子どもの権利擁護について配慮できる

【身体測定】
① 身体測定に必要な事前学習と事後学習ができる
② 身体測定の注意事項を述べることができる
③ ケアモデルの発達段階と状況を考え，身体測定ができる
④ 身体測定の際に子どもの権利擁護について配慮できる

ケ ア モ デ ル

ケアモデル①　（乳児期 健診時）

　Aちゃん（3か月）が，乳児健診に来ました。母親にAちゃんの衣服を脱がせてもらいました。これから抱っこして，身長計や体重計に移動させ身体測定を実施します。

ケアモデル②　（幼児期 急性期）

　Bちゃん（2歳2か月）が，発熱と感冒症状で外来受診しました。熱があり不機嫌で，歩きたくないと母親に抱っこされています。医師から診察前に身長・体重を測るよう指示がありました。これから身体測定を実施します。好きなおもちゃは，くまのぬいぐるみです。

抱き方，身体測定

学習目標 と 自己チェック ※できた項目には ☑ をしていきましょう

【抱き方】

☐ 1. 子どもの抱き方に必要な事前学習と事後学習ができる

☐ 2. 子どもの抱き方の注意事項を述べることができる

☐ 3. ケアモデルの発達段階と状況を考え，モデル人形で抱っこができる

☐ 4. 抱っこする際に子どもの権利擁護について配慮できる

【身体測定】

☐ 1. 身体測定に必要な事前学習と事後学習ができる

☐ 2. 身体測定の注意事項を述べることができる

☐ 3. ケアモデルの発達段階と状況を考え，身体測定ができる

☐ 4. 身体測定の際に子どもの権利擁護について配慮できる

事 前 学 習

子どもの権利擁護；子どもの抱き方と身体測定でどのように配慮しますか

ケアモデル①（3か月児）について

■ 発達理論からみた乳児期（3か月児）の特徴をまとめましょう

■ 乳児期（3か月児）の成長・発達の特徴をまとめましょう

抱き方，身体測定

事前学習

ケアモデル②（2歳2か月児）について

■発達理論からみた幼児前期（2歳2か月児）の特徴をまとめましょう

■幼児前期（2歳2か月児）の成長・発達の特徴をまとめましょう

◈発熱についてまとめましょう

1. 体重，身長，頭囲・大泉門，胸囲の計測の目的を記述しなさい

2. 形態的成長・発達の評価方法について計算式，判定基準，評価方法の適応を記述しなさい
1) 乳幼児身体発育値（パーセンタイル曲線）

2) カウプ指数

3) ローレル指数

4) 肥満度（%）

3. 下表は女児（4歳6か月）のこれまでの身体測定の経過です。カウプ指数を計算して空欄（1歳, 3歳）を埋めなさい。また, 乳幼児発育パーセンタイル曲線に数値をプロットし線でつなぎ, さらに「全体的評価」を記述しなさい

	出生時	1か月児	3か月	6か月	1歳	1歳6か月	3歳	4歳
身長	49.0cm	52.0cm	58.5cm	65.2cm	73.0cm	80.0cm	97.0cm	105.0cm
体重	2,800g	3.9kg	6.0kg	7.5kg	9.0kg	10.5kg	15.0kg	17.5kg
頭囲	33.5cm	36.2cm	40.2cm	43.0cm	45.5cm	46.8cm	49.5cm	50.0cm
大泉門	3.0×3.0	2.7×2.7		2.4×2.4	【1歳】2.0×2.0【1歳4か月】1.0×1.0	閉鎖		
カウプ指数				17.6		16.4		15.8
乳幼児発達パーセンタイル曲線								
全体的評価								

乳児身体発育パーセンタイル曲線（2020年版）

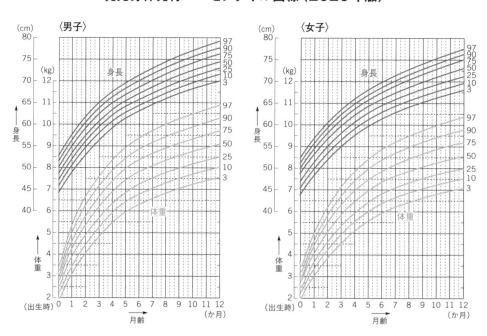

幼児身体発育パーセンタイル曲線（2020年版）

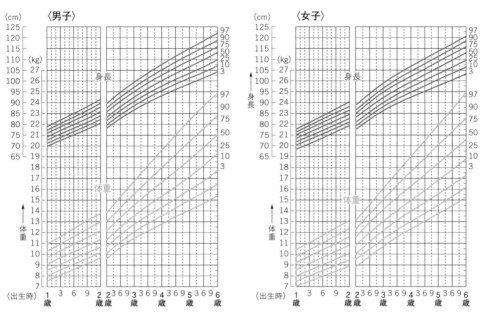

注：1 歳代の身長は仰臥位身長を示し，2 歳以降は立位身長を示す

乳幼児頭囲発育パーセンタイル曲線（2020年版）

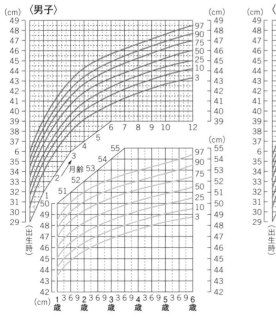
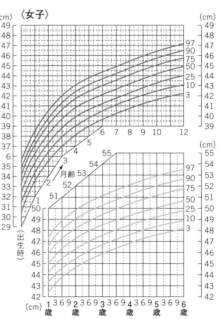

抱 き 方

ケアモデルの手順と根拠

	手順〈基本技術〉	根拠〈質問〉
	抱っこする【乳児：定頸前・横抱き】	
1	子どもの横に立ち，一方の手を子どもの後頸部に差し入れ，もう一方の手で頭を少し持ち上げる 	■ **定頸の時期はいつですか** ■ **安全に抱っこをするための工夫を述べなさい** ■ **安全に抱っこをするために看護師が身支度で配慮する点は何ですか**
2	後頭部に入れた手を背部に差し込み，肘窩部で後頸部を，もう一方の利き手で，子どもの股の間から手を通し，手掌で殿部を支える	■ **抱き上げる際に注意することは何ですか**
3	前かがみになりながら両腕で抱き上げ，体に引き寄せ密着させる 実施者の体に密着させる 肘で子どもの頸部を支える	■ **密着する際に注意することは何ですか**

抱き方，身体測定

ケアモデルの手順と根拠

抱っこする【乳児：定頸前・縦抱き】

1	看護師の両手を左右から子どもの後頸部と殿部に入れ，軽く持ち上げる	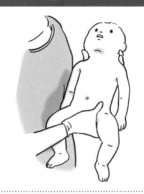
2	前かがみで看護師の体に子どもを引き寄せ，一方で背部を支え，もう一方で殿部を支える 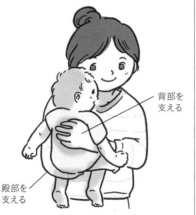背部を支える　殿部を支える	■ 縦抱きにするときの注意点を（　）内に記入しなさい ● 定頸していない乳児の縦抱きの際には，（　　　　　　　）が反らないようにしっかりと支える

抱っこから子どもを寝かせる方法

1	看護師は前傾姿勢をとり，ベッドにゆっくりと殿部からおろす	
2	両手で頸部を支えつつ，体幹→頭部の順でゆっくりと寝かせる 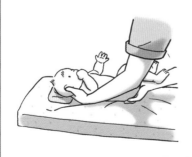	■ 寝かせるときの注意点を（　）内に記入しなさい ● 定頸の有無にかかわらず，（　　　　）→（　　　）→（　　　　）の順に，ゆっくりと寝かせる

ケ ア モ デ ル の 手 順 と 根 拠

ケアモデル①　（乳児期 健診時）

　Aちゃん（3か月）が，乳児健診に来ました。母親にAちゃんの衣服を脱がせてもらいました。これから抱っこして，身長計や体重計に移動させ身体測定を実施します。

▶必要物品
①乳児用身長計　　②乳児用体重計　　（③デジタル身長体重計）
④メジャー（ソフトタイプ）　　⑤ノギス　　⑥バスタオル　　⑦メモ用紙
⑧筆記用具　　⑨プレパレーション用具（おもちゃなど）

手順〈基本技術〉		根拠〈質問〉
1	身体測定の目的を説明する	■ 身体測定を行う目的は何ですか 　身長： 　体重： 　頭囲・大泉門： 　胸囲： ■ 乳児期の身体測定で特に考慮する点を述べなさい

| 2 | 3か月児の身体発育の基準値を説明する | ■3か月児の身体発育の基準値について空欄を埋めなさい |

	男　児			女　児		
月　齢	身長 (cm)	体重 (kg)	頭囲 (cm)	身長 (cm)	体重 (kg)	頭囲 (cm)
3〜4 か月						

■ 基準値を把握する理由は何ですか

| 3 | 3か月児の身体測定の工夫を考える | ■3か月児の身体測定を行う際，どのような工夫が必要ですか |

■ 測定の際の工夫として，3か月児の発達をどのように取り入れますか

4	3か月児に合った必要物品を正しく準備する	■ 必要物品は何ですか
1)	3か月児に合った必要物品を準備する	
2)	身長計・体重計などの作動を確認し，事前にバスタオルを敷いておくなどの準備をする	■ 身長計・体重計を設置する際，気をつける点は何ですか ■ バスタオルを使用するのはなぜですか ■ 作動を確認する必要があるのはなぜですか
3)	身長計や体重計の場所までの移動経路に危険がないことを確認する	■ 移動経路を確認する必要があるのはなぜですか
4)	筆記用具・メモ用紙を用意し，正確に測定・記録する準備をする	

抱き方，身体測定

ケアモデルの手順と根拠

5	身体測定をするための環境を整える	
1)	ベッドの確認をする	■ ベッドの確認をどのように行いますか
2)	乳児はベッドの中央に位置する	■ 乳児の位置をどのように整えますか
6	家族の参加を促し，説明しながら行う	
1)	家族の参加を促す	■ 家族の参加を促す理由を述べなさい
2)	家族と乳児に合った事前の説明をする	■ 家族にどのように説明しますか ■ 乳児にどのように声かけしますか ■ 実施中プレパレーションをどのように行いますか

7	測定する部屋の室温を適温に保つ	■ 室温は何℃にしますか
8	子どもの安全・安楽を守りながら，頭囲の測定を行う	■ 子どもにどのような声かけをしながら実施しますか
1)	子どもの頭を軽く持ち上げ後頭部にメジャーをあて，頭部周囲に密着させて巻き付ける	■ メジャーをあてる部位を（ ）内に記入しなさい ● （　　　　　　）と（　　　　　　　　）を通るように巻き付ける
2)	メジャーを交差させた部位の目盛りを読み取りメモする	
3)	乳児の頭を軽く持ち上げてメジャーを抜き取る	
9	子どもの安全・安楽を守りながら，大泉門の測定を行う	■ 子どもにどのような声かけをしながら実施しますか
1)	大泉門の骨縁をさわって部位を確認し，触診する	■ 大泉門の特徴として適切な用語を（ ）内に記入しなさい ● 大泉門は通常（　　　　　　）である ● 膨隆していると（　　　　　　）が亢進，陥没していると （　　　　　　）の徴候である

2)	頭部を手で支えノギスをあてて大泉門の大きさを計測する	■ **ノギスのあて方はどのように行いますか** 頭頂部の模式図を示す。（　）内に適切な用語を記入し，また，大泉門の計測部位2箇所を線で記入しなさい（a, bで示す） （　　）　（　　　） （　　）　（　　） （　　）　（　　） （　　）　（　　　） ノギスを水平にあてる
3)	測定結果をメモし，計算する	■ **上記の「大泉門の模式図」を参考に大泉門の大きさの計算式と，3か月児の大泉門の大きさの基準値について，（　　）内を埋めなさい** 計算式：大泉門（cm）＝（　　＋　　）÷2 基準値：（　　　）cm
10	子どもの衣服を脱がせることができる	
11	3か月児に合った方法で抱っこし，体重計まで移動できる	■ **安全に抱っこをする前に看護師が身支度で配慮する点は何ですか** ■ **3か月児に合った抱っこの方法は何ですか**

11		■ 抱っこするときにどのような声かけをしますか ■ 抱っこから乳児をおろす際に配慮する点は何ですか
12	子どもの安全・安楽を守りながら，体重測定を行うことができる	■ 子どもにどのような声かけをしながら実施しますか
1)	体重計の目盛りが0になっていることを確認して，乳児を体重計に寝かせる	■ 体重計に乗せた後，乳児の安全を守るうえで注意する点と対策を述べなさい
2)	体重計の目盛りが止まったことを確認し，体重を読み取りメモする	
3)	乳児を抱きかかえる	※身長体重計の場合はこのまま身長測定へ
13	乳児の安全・安楽を守りながら，身長の測定を行うことができる	■ 乳児にどのような声かけをしながら実施しますか

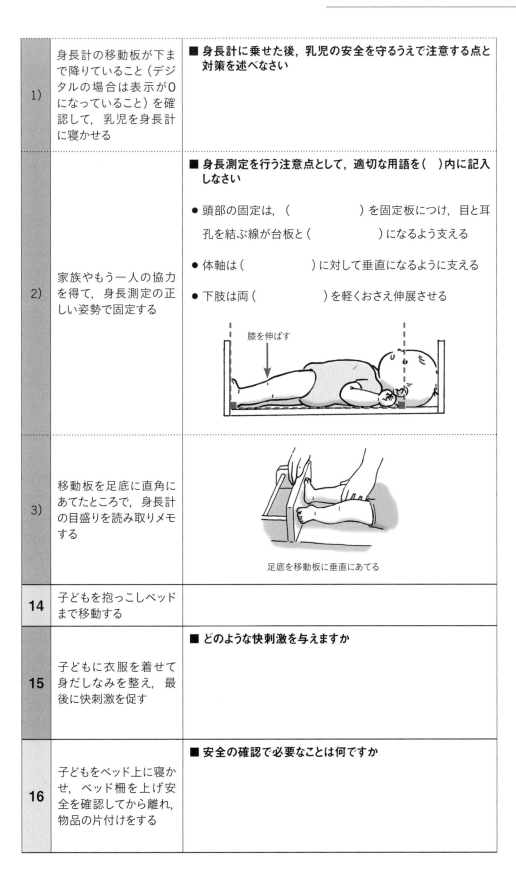

1)	身長計の移動板が下まで降りていること（デジタルの場合は表示が0になっていること）を確認して，乳児を身長計に寝かせる	■ **身長計に乗せた後，乳児の安全を守るうえで注意する点と対策を述べなさい**
2)	家族やもう一人の協力を得て，身長測定の正しい姿勢で固定する	■ **身長測定を行う注意点として，適切な用語を（ ）内に記入しなさい** ● 頭部の固定は，（　　　　　　　）を固定板につけ，目と耳孔を結ぶ線が台板と（　　　　　　　）になるよう支える ● 体軸は（　　　　　　　）に対して垂直になるように支える ● 下肢は両（　　　　　　　）を軽くおさえ伸展させる 膝を伸ばす
3)	移動板を足底に直角にあてたところで，身長計の目盛りを読み取りメモする	足底を移動板に垂直にあてる
14	子どもを抱っこしベッドまで移動する	
15	子どもに衣服を着せて身だしなみを整え，最後に快刺激を促す	■ **どのような快刺激を与えますか**
16	子どもをベッド上に寝かせ，ベッド柵を上げ安全を確認してから離れ，物品の片付けをする	■ **安全の確認で必要なことは何ですか**

抱き方，身体測定

ケアモデルの手順と根拠

17	計測値を評価・アセスメントする	■ **評価方法をあげなさい**
18	下記のことを意識して行ったかを確認する □ 説明と同意 □ 最小限の侵襲 □ 家族からの分離の禁止 □ プライバシーの保護 □ 抑制と拘束 □ 意志の伝達 □ 教育・遊びの機会の保障 □ 保護者の責任 □ 平等な医療を受ける	■ **「小児看護領域で特に留意すべき子どもの権利と必要な看護行為」の下記の項目で大切なことを記入しなさい** ● 説明と同意： ● 最小限の侵襲： ● プライバシーの保護： ● 抑制と拘束： ● 家族からの分離の禁止，保護者の責任： ● 教育・遊びの機会の保障：

ケアモデル ①	チェックリスト ☑

実施者 (　　　　　　　　　　　　　　　　　)
観察者 (　　　　　　　　　　　　　　　　　)

		項目別評価	
		自己	他者
1	身体測定の目的を説明できる	☐	☐
2	3か月児の身体発育の基準値を説明できる	☐	☐
3	3か月児の身体測定時の工夫ができる	☐	☐
4	子どもに合った必要物品を正しく準備することができる		
1)	☐乳児用体重計　　☐乳児用身長計　　☐バスタオル　☐メジャー　　☐ノギス	☐	☐
2)	身長計・体重計の作動を確認し，あらかじめバスタオルを敷くなどの準備ができる	☐	☐
3)	筆記用具・メモ用紙を用意し，正確に測定・記録する準備ができる	☐	☐
5	身体測定をするための環境を整えることができる		
1)	ベッドの確認ができる　☐ストッパー　　☐自分のいる側と反対のベッド柵は上がっているか	☐	☐
2)	子どもはベッドの中央に位置する，あるいは家族が抱っこすることができる	☐	☐
3)	測定する部屋の室温を適温に保つことができる	☐	☐
6	家族の参加を促し，説明しながら行うことができる		
1)	家族の参加を促すことができる	☐	☐
2)	家族と乳児に合った事前の説明をする	☐	☐
7	測定する部屋の室温を適温に保つ	☐	☐
8	子どもの安全・安楽を守りながら，頭囲の測定を行うことができる		
1)	子どもに声をかけながら測定することができる	☐	☐
2)	メジャーを正しい方法で使用し測定することができる　☐メジャーをあてる部位　　☐メジャーの異常　☐メジャーの抜き取り	☐	☐
9	子どもの安全・安楽を守りながら，大泉門の測定を行うことができる		
1)	子どもに声をかけながら測定することができる	☐	☐
2)	ノギスを正しい方法で使用し計測することができる　☐ノギスのあてる部位　　☐ノギスのあて方　☐大泉門の測定値の計算方法	☐	☐

抱き方，身体測定

ケアモデルの手順と根拠

10	子どもの衣服を脱がせることができる	☐	☐
11	3か月児に合った方法で抱っこし体重計まで移動できる ☐抱っこ前の身支度　　☐抱き方の選択　　☐声かけ ☐抱っこからおろす	☐	☐
12	子どもの安全・安楽を守りながら，体重の測定を行うことができる		
1)	子どもに声をかけたり，おもちゃで気を紛らわせながら測定することができる	☐	☐
2)	常に転落の対策をしながら測定することができる（目を離さない，もしくは手を添えている）	☐	☐
13	子どもの安全・安楽を守りながら，身長の測定を行うことができる		
1)	子どもに声をかけたり，おもちゃで気を紛らわせながら測定することができる	☐	☐
2)	もう一人の協力を得て，無理な姿勢や強い固定をしないよう配慮しながら測定の正しい姿勢と固定をすることができる	☐	☐
3)	移動板を適切に操作し測定することができる	☐	☐
14	子どもを抱っこしベッドまで移動できる	☐	☐
15	子どもの安全を保ちながら身だしなみを整え，最後に快刺激を促すことができる	☐	☐
16	子どもをベッド上に寝かせ，安全を確保した後にベッド柵を上げてから離れ，片付けをする	☐	☐
17	測定した値を評価・アセスメントすることができる	☐	☐
18	「小児看護領域で特に留意すべき子どもの権利と必要な看護行為」を意識することができる ☐説明と同意　　☐最小限の侵襲　　☐家族からの分離の禁止 ☐プライバシーの保護　　☐抑制と拘束　　☐意志の伝達 ☐教育・遊びの機会の保障　　☐保護者の責任 ☐平等な医療を受ける	☐	☐

身 体 測 定 ②

ケ ア モ デ ル の 手 順 と 根 拠

ケアモデル ②　（幼児期 急性期）

　Bちゃん（2歳2か月）が，発熱と感冒症状で外来受診しました。熱があり不機嫌で，歩きたくないと母親に抱っこされています。医師から診察前に身長・体重を測るよう指示がありました。これから身体測定を実施します。好きなおもちゃは，くまのぬいぐるみです。

▶必要物品

①聴診器　　②体温計　　③血圧計　　④マンシェット（年齢や体格に合ったもの）
⑤パルスオキシメーター　　⑥タオル　　⑦ストップウォッチ　　⑧消毒綿
⑨メモ用紙　　⑩筆記用具　　⑪プレパレーション用具

	手順〈基本技術〉	根拠〈質問〉
1	身体測定の目的を説明する	■ 身体測定を行う目的は何ですか 　　身長： 　　体重： ■ 幼児期の身体測定で特に考慮する点を述べなさい
2	2歳児の身体発育の基準値を説明する	■ 2歳児の身体発育の基準値について空欄を埋めなさい _(下記の表)_ ■ 基準値を把握する理由は何ですか

表（手順2内）

年　齢	男　児		女　児	
	身長(cm)	体重(kg)	身長(cm)	体重(kg)
2〜3歳				

3	2歳児の身体測定の工夫を考える	■2歳児の身体測定を行う際，どのような工夫が必要ですか
		■測定の際の工夫として，2歳児の発達をどのように取り入れますか
4	2歳児に合った必要物品を正しく準備する	■必要物品は何ですか
1)	2歳児に合った必要物品を準備する	
2)	身長計・体重計などの作動を確認する	■身長計・体重計を設置する際，気をつける点は何ですか
		■作動を確認する必要があるのはなぜですか

3)	身長計や体重計の場所までの移動経路に危険がないことを確認する	■ 移動経路を確認する必要があるのはなぜですか
4)	筆記用具・メモ用紙を用意し，正確に測定・記録する準備をする	
5	身体測定をするための環境を整える	
6	母親の参加を促し説明しながら行う	
1)	母親の参加を促す	■ 母親の参加を促す理由を述べなさい
2)	母親と2歳児に合った事前の説明をする	■ 母親にどのように声かけをしますか ■ 幼児にどのように声かけしますか ■ 実施中のプレパレーションをどのように行いますか

7	測定する部屋の温度を適温に保つ	■ 室温は何℃にしますか
8	子どもの靴や衣服を脱がせる	
9	2歳児に合った方法で子どもを抱っこして，体重計まで移動する	■ 抱っこをする前に看護師が身支度で配慮する点は何ですか ■ 2歳児に合った移動方法は何ですか ■ 抱っこするときにどのような声かけをしますか ■ 抱っこから幼児をおろす際に配慮する点は何ですか
10	幼児の安全・安楽を守りながら，体重の測定を行う	■ 幼児にどのような声かけをしながら実施しますか
1)	体重計の目盛りが0になっていることを確認して子どもを体重計に乗せる	■ 体重計に乗せるとき・乗せた後，子どもの安全を守るうえで注意する点と対策を述べなさい

2)	体重計の目盛りが止まったことを確認し，体重を読み取りメモする	
11	幼児の安全・安楽を守りながら，身長の計測を行うことができる	■ 子どもにどのような声かけをしながら実施しますか
1)	身長計の移動板が上まで上がっていること(デジタルの場合は表示が0になっていること)を確認して，子どもを身長計に立たせる	■ 身長計に立たせた後，幼児の安全を守るうえで注意する点と対策を述べなさい
2)	身長測定の正しい姿勢をとり計測する	■ 幼児の身長測定について（　）内に適切な用語を記入しなさい ● 身長計の尺柱にしっかりと（　　　　　　　）や殿部，背部，（　　　　　　　）がついていることを確認し，目と耳孔を結ぶ線が尺柱と（　　　　　　　）になるように支える
3)	移動板を頭頂部に直角にあてたところで，身長計の目盛りを読み取りメモする	
12	幼児に衣服を着せて身だしなみを整え，最後に快刺激を促す	■ どのような快刺激を与えますか
13	幼児を待合室や診察室に戻し，安全を確認してから離れ，物品の片付けをする	
14	測定値を評価・アセスメントする	■ 評価方法をあげなさい

| 15 | 下記のことを意識して行ったかを確認する
□ 説明と同意
□ 最小限の侵襲
□ 家族からの分離の禁止
□ プライバシーの保護
□ 抑制と拘束
□ 意志の伝達
□ 教育・遊びの機会の保障
□ 保護者の責任
□ 平等な医療を受ける | ■「小児看護領域で特に留意すべき子どもの権利と必要な看護行為」の下記の項目で大切なことを記入しなさい

● 説明と同意：

● 最小限の侵襲：

● プライバシーの保護：

● 抑制と拘束：

● 家族からの分離の禁止，保護者の責任：

● 教育・遊びの機会の保障： |

抱き方，身体測定

ケアモデルの手順と根拠

ケアモデル②　　チェックリスト ☑

実施者（　　　　　　　　　　　　　　　　）
観察者（　　　　　　　　　　　　　　　　）

		項目別評価	
		自己	他者
1	身体測定の目的を説明できる	☐	☐
2	2歳児の身体発育の基準値を説明できる	☐	☐
3	2歳児の身体測定時の工夫ができる	☐	☐
4	子どもに合った必要物品を正しく準備することができる		
1)	☐体重計　　☐身長計	☐	☐
2)	身長計・体重計の作動を確認し準備ができる	☐	☐
3)	筆記用具，メモ用紙を用意し，正確に測定・記録する準備ができる	☐	☐
5	身体測定をする場所までの移動経路や測定するための環境を整えることができる	☐	☐
6	測定する部屋の室温を適温に保つことができる	☐	☐
7	家族の参加を促し，説明しながら行うことができる	☐	☐
1)	家族の参加を促すことができる	☐	☐
2)	家族と2歳児に合った事前の説明をする	☐	☐
8	子どもの靴や衣服を脱がせることができる	☐	☐
9	2歳児に合った方法で移動・抱っこし，体重計まで移動できる ☐抱っこ前の身支度　　☐移動方法の選択　　☐声かけ ☐抱っこからおろす	☐	☐
10	子どもの安全・安楽を守りながら，体重測定を行うことができる		
1)	子どもに声をかけたり，おもちゃで気を紛らわせながら測定することができる	☐	☐
2)	常に転落の対策をしながら測定することができる（目を離さない，もしくは手を添えている）	☐	☐
11	子どもの安全・安楽を守りながら，身長測定を行うことができる		
1)	子どもに声をかけたり，おもちゃで気を紛らわせながら測定することができる	☐	☐
2)	無理な姿勢や強い固定をしないよう配慮しながら測定の正しい姿勢と固定をすることができる	☐	☐
3)	移動板を適切に操作し測定することができる	☐	☐
12	子どもの安全を保ちながら身だしなみを整え，最後に快刺激を促すことができる	☐	☐

13	子どもを待合室や診察室に戻し，安全を確保してから離れ，片付けをすることができる	☐	☐
14	測定した値を評価・アセスメントすることができる	☐	☐
15	「小児看護領域で特に留意すべき子どもの権利と必要な看護行為」を意識することができる ☐説明と同意　　☐最小限の侵襲　　☐家族からの分離の禁止 ☐プライバシーの保護　　☐抑制と拘束　　☐意志の伝達 ☐教育・遊びの機会の保障　　☐保護者の責任 ☐平等な医療を受ける	☐	☐

事 後 学 習

1　演習を実施して学んだこと

2　自分の課題（チェックリストを参考に考察する）

3　自分の課題への対応策

抱き方，身体測定

事後学習

バイタルサイン測定

　バイタルサイン測定は，生命徴候であるバイタルサイン（呼吸，脈拍・心拍，体温，血圧）を客観的に把握し，異常の早期発見と対応につながる基本となる小児看護技術です。小児では発達段階に応じた基準となる範囲がありますが，急変することも多く，不快を言語で表現できないという特徴から客観的な指標をとるためにバイタルサイン測定が重要となります。また，測定器具も身体的特徴から発達段階により異なり，器具の選択が正しい観察を左右することとなります。さらに，子どもへの事前説明（プレパレーション）と啼泣しないようにコミュニケーションを取ること，疾患・治療・症状を踏まえた観察が求められます。これらは看護師だけで行う場合と家族の協力を得ることが効果的な場合があります。

学 習 目 標

①バイタルサイン測定に必要な事前学習と事後学習ができる
②バイタルサイン測定の目的・注意事項を述べることができる
③ケアモデルの発達段階と状況を考え，モデル人形でバイタルサイン測定ができる
④測定する際に子どもの権利擁護について配慮できる

ケ ア モ デ ル

ケアモデル①　（乳児期 急性期）

　Cちゃん（8か月）が，発熱と感冒症状で入院となりました。入院直後にバイタルサイン測定を行います。Cちゃんは保育園に通園しています。

ケアモデル②　（幼児期 回復期）

　Dくん（3歳2か月）は発熱と感冒症状で入院となり，2日目です。現在，ベッド上安静中です。4人部屋です。バイタルサイン測定をしようとすると，「やだ，やだ」と言って応じません。電車のおもちゃが好きです。母親は面会時間（14時〜）に来院予定です。現在，9時です。

学習ノート　バイタルサイン測定

学習目標 と 自己チェック　※できた項目には ☑ をしていきましょう

- ☐ 1. バイタルサイン測定に必要な事前学習と事後学習ができる
- ☐ 2. バイタルサイン測定の目的・注意事項を述べることができる
- ☐ 3. ケアモデルの発達段階と状況を考え，モデル人形でバイタルサイン測定ができる
- ☐ 4. 測定する際に子どもの権利擁護について配慮できる

事 前 学 習

■ 子どもの権利擁護について，バイタルサイン測定ではどのような配慮が必要ですか

ケアモデル①（8か月児）について

■ 発達理論からみた乳児期（8か月児）の特徴をまとめましょう

バイタルサイン測定

事前学習

■ 乳児期（8か月児）の成長・発達の特徴をまとめましょう

ケアモデル②（3歳2か月児）について

■ 発達理論からみた幼児後期（3歳2か月児）の特徴をまとめましょう

■ 幼児後期（3歳2か月児）の成長・発達の特徴をまとめましょう

1．子どもの呼吸数の特徴をまとめましょう

バイタルサイン測定

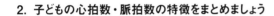

事前学習

2．子どもの心拍数・脈拍数の特徴をまとめましょう

3. 子どもの体温の特徴をまとめましょう

4. 子どもの血圧の特徴をまとめましょう

バ イ タ ル サ イ ン 測 定 ①

ケ ア モ デ ル の 手 順 と 根 拠

ケアモデル①　（乳児期 急性期）

　Cちゃん（8か月）が，発熱と感冒症状で入院となりました。入院直後にバイタルサイン測定を行います。Cちゃんは保育園に通園しています。

▶必要物品

①聴診器　　②体温計　　③血圧計　　④マンシェット（年齢や体格に合ったもの）
⑤パルスオキシメーター　　⑥タオル　　⑦ストップウォッチ　　⑧消毒綿
⑨メモ用紙　　⑩筆記用具　　⑪プレパレーション用具

	手順〈基本技術〉	根拠〈質問〉
1	バイタルサイン測定の目的を説明する	■ バイタルサインを測定する目的は何ですか
2	8か月児のバイタルサインの基準値を説明する	■ 乳幼児のバイタルサインの基準値について空欄を埋めなさい

■ 乳幼児のバイタルサインの基準値について空欄を埋めなさい

月齢	呼吸数（回/分）	SpO₂（%）	心拍数（回/分）	体温（腋窩温：℃）	血圧（収縮期血圧/拡張圧：mmHg）
0〜3か月	35〜55		100〜150		65〜85 / 45〜56
3〜6か月	30〜45	98〜100	90〜120	35.5〜37.0（少しずつ成人の体温に近づいていく）	70〜90 / 50〜65
6〜12か月					
幼児期	20〜30		90〜120		90〜100 / 55〜65

■ 基準値を把握する理由は何ですか

3	8か月児のバイタルサイン 測定の工夫をする	■ 8か月児の測定を行う際，どのような工夫が必要ですか ■ 上記の工夫の根拠となる発達の特徴を述べなさい
4	必要物品を準備する	■ 必要物品は何ですか
1)	8か月児に合った必要物 品を準備する	■ 使用する器具が小児の身体的特徴に適している点は何で すか

2)	聴診器，血圧計，体温計などの作動を確認し，事前に温めておくなどの準備をする	■ 温めておく必要があるのはなぜですか ■ 作動を確認する必要があるのはなぜですか
3)	時計や筆記用具，メモ用紙を用意し，正確に測定・記録する準備をする	
5	バイタルサインを測定するための環境を整える	
1)	ベッドの確認をする	■ ベッドの確認事項をあげなさい
2)	子どもをベッドの中央に位置させる	■ 子どもの位置をどのように整えますか
6	家族の参加を促し，プレパレーションを行う	
1)	家族の参加を促す	■ 家族の参加を促す理由を述べなさい ■ 家族にどのように声かけしますか

バイタルサイン測定

ケアモデルの手順と根拠

2)	8か月児に合った事前のプレパレーションを行う	■ 事前のプレパレーションをどのように行いますか
3)	8か月児に合った実施中のプレパレーションを行う	■ 実施中のプレパレーションをどのように行いますか
7	測定する順番を考えることができる	■ どのような順番で測定しますか
8	子どもの機嫌を観察・調整し，バイタルサイン測定に適していることを判断できる	■ 機嫌の観察と調整が必要なのはなぜですか ■ 啼泣している場合はどのような工夫が必要ですか
9	子どもの安全・安楽を守りながら，呼吸の測定を行うことができる	■ 乳児はどのような呼吸をしていますか
1)	子どもに呼吸の測定をすることを声かけし，1分間測定する	■ 8か月児の呼吸測定はどのように行いますか ■ 声かけはどのように行いますか ■ 泣かせない工夫はどのようにしますか

2)		■ どこに聴診器をあてて測定しますか 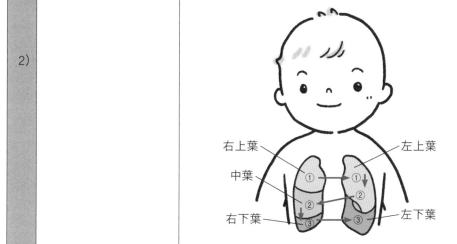 右上葉　左上葉 中葉　①　① ② 右下葉　② ③　③ 左下葉
10	子どもの安全・安楽を守りながら，パルスオキシメーターでSpO₂の測定する	■ 足趾を選択し足の甲に固定する理由を述べなさい
1)	パルスオキシメーターのプローブを足趾に固定する	
2)	モニターを正しく読む	
3)	必要時，そのまま固定する	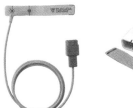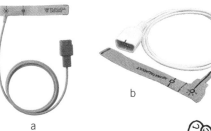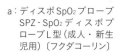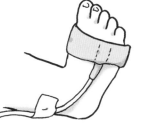 a b a：ディスポSpO₂プローブ SPZ - SpO₂ディスポプローブL型（成人・新生児用）（フクダコーリン） b：ディスポSpO₂プローブ クリンパルS0005M-LP-160（新生児/成人用）（日本光電）

11	子どもの安全・安楽を守りながら，心拍数を測定する	■ 乳児は脈拍数ではなく心拍数を測定する理由を述べなさい
1)	子どもに声をかけながら測定を進め，1分間測定する	■ 8か月児の心拍数の測定部位はどこですか (　　　　　　　　　) (　　　　　　　　　) ■ 声かけはどのように行いますか ■ 泣かせない工夫はどのようにしますか
12	子どもの安全・安楽を保ちながら，体温を測定する	
1)	腋窩：衣服の隙間から腋窩中線に対し45°で挿入し，上腕を体に密着させ（必要時，手を添えて保持する），計測完了音がするまで計測する	■ 声かけはどのように行いますか ■ 泣かせない工夫はどのようにしますか

13	子どもの安全・安楽を保ちながら，血圧の測定を行うことができる	
1)	子どもに声をかけながら測定を進める	■ 8か月児の血圧測定で気をつける点は何ですか ■ 声かけはどのように行いますか ■ 泣かせない工夫はどのようにしますか
2)	〔触診法〕 橈骨動脈を触知する 上腕動脈を触知する	
3)	子どもの体格に合ったマンシェットを適切な部位に巻く	■ 8か月児用に適切なマンシェットの幅と長さを空欄に記入し，（　）内に適切な数字を記入しなさい

月齢	幅	長さ
0 〜 3か月未満	3cm	15cm
3か月 〜 3歳未満		
3 〜 6歳未満	7cm	20cm
6 〜 9歳未満	9cm	20cm
9歳以上	12 〜 14cm	30cm

● 上腕の（　　　　　　　　）を覆うものが適切である。

■ マンシェットの大きさが適していないときの血圧の数値の変動を述べなさい

■ マンシェットを巻く部位と心臓の高さが異なったときの血圧の数値の変動を述べなさい

4)	聴診器：動脈触知部に聴診器をあて，コロトコフ音の聴こえはじめ（収縮期）と音が消えたところ（拡張期）を聴取する	■動脈音が聴診できない場合の測定法を述べなさい	
5)	ドップラー血流計：動脈触知部に専用のゼリーをつけたプローブをあて，コロトコフ音の聴こえはじめ（収縮期）を聴取する	■ドップラー血流計を使用する理由は何ですか 1 血流計 ①ドップラー血流計のセンサーにゼリーをつける ②センサーを橈骨動脈上，もしくは上腕動脈上にあてる	
6)	マンシェット加圧時は，ゆっくりと普段の値から10〜20mmHg高く加圧する		
7)	測定終了後は速やかに減圧し，マンシェットを外す		
14	子どもの安全を保ちながら身だしなみを整え，最後に快刺激を促す 8カ月児に合った事後のプレパレーションを行う	■快刺激をどのように与えますか ■事後のプレパレーションをどのように行いますか	

15	子どもをベッド上に寝かせ，ベッド柵を上げ，安全を確認してから離れ，物品の片付けをする	**■ 安全の確認で必要なことは何ですか**
16	下記のことを意識して行ったかを確認する □ 説明と同意 □ 最小限の侵襲 □ 家族からの分離の禁止 □ プライバシーの保護 □ 抑制と拘束 □ 意志の伝達 □ 教育・遊びの機会の保障 □ 保護者の責任 □ 平等な医療を受ける	**■「小児看護領域で特に留意すべき子どもの権利と必要な看護行為」の下記の項目で大切なことを記入しなさい** ● 説明と同意： ● 最小限の侵襲： ● プライバシーの保護： ● 抑制と拘束： ● 家族からの分離の禁止，保護者の責任： ● 教育・遊びの機会の保障：

バイタルサイン測定

ケアモデルの手順と根拠

チェックリスト ☑

実施者（ 　　　　　　　　　　　　　　　　 ）
観察者（ 　　　　　　　　　　　　　　　　 ）

		項目別評価	
		自己	他者
1	バイタルサイン測定の目的を説明できる	☐	☐
2	8か月児のバイタルサインの基準値を説明できる	☐	☐
3	8か月児のバイタルサイン測定時の工夫ができる	☐	☐
4	子どもに合った必要物品を正しく準備することができる		
1)	☐乳児用の聴診器　　☐腋窩用体温計　　☐額式体温計 ☐耳式体温計　　☐血圧計　　☐マンシェット	☐	☐
2)	聴診器，血圧計，体温計などの作動を確認し，事前に温めておくなどの準備ができる	☐	☐
3)	時計や筆記用具，メモ用紙を用意し，正確に測定・記録する準備ができる	☐	☐
5	バイタルサイン測定をするための環境を整えることができる		
1)	ベッドの確認ができる ☐ストッパー　　☐自分のいる側と反対のベッド柵は上がっているか	☐	☐
2)	子どもはベッドの中央に位置する，あるいは家族が抱っこすることができる	☐	☐
6	家族の参加を促しプレパレーションを行うことができる		
1)	家族の参加を促すことができる	☐	☐
2)	8か月児に合った事前のプレパレーションを実施する	☐	☐
3)	8か月児に合った実施中のプレパレーションを実施する	☐	☐
7	測定する順番を考えることができる	☐	☐
8	子どもの機嫌を観察・調整し，バイタルサイン測定に適していることを判断できる	☐	☐
9	子どもの安全・安楽を守りながら，呼吸の測定を行うことができる		
1)	子どもに呼吸測定することを声かけし，1分間測定することができる ☐8か月児の測定ができる　　☐適切な声かけができる ☐泣かせない工夫ができる	☐	☐
2)	事前に温めた聴診器を適した聴取部位にあてることができる	☐	☐
10	子どもの安全・安楽を守りながら，パルスオキシメーターでSpO_2を測定できる		
1)	パルスオキシメーターのセンサーを足趾に固定できる	☐	☐

2)	モニターを正しく読むことができる	☐	☐
3)	必要時そのまま固定することができる	☐	☐
11	子どもの安全・安楽を守りながら，心拍数の測定をすることができる		
	子どもに声をかけながら測定を進め，1分間測定することができる ☐第4肋間，鎖骨中央線の位置で測定できる ☐適切な声かけができる　☐泣かせない工夫ができる	☐	☐
12	子どもの安全・安楽を保ちながら，体温の測定を行うことができる		
	腋窩：衣服の隙間から腋窩中線に対し45°で挿入し，上腕を体に密着させ（必要時，手を添えて保持する），測定完了音がするまで1分間測定することができる ☐適切な声かけができる　☐泣かせない工夫ができる	☐	☐
13	子どもの安全・安楽を保ちながら，血圧の測定を行うことができる		
1)	子どもに声をかけながら測定を進めることができる ☐8か月児の測定ができる　☐適切な声かけができる ☐泣かせない工夫ができる	☐	☐
2)	橈骨動脈・上腕動脈を触知することができる	☐	☐
3)	子どもに合ったマンシェットを適切な部位に巻くことができる	☐	☐
4)	聴診器：動脈触知部に聴診器をあて，コロトコフ音の聴こえはじめ（収縮期）と音が消えたところ（拡張期）を聴取することができる	☐	☐
5)	ドップラー血流計：動脈触知部に専用のゼリーをつけたプローブをあて，コロトコフ音の聴こえはじめ（収縮期）を聴取することができる	☐	☐
6)	マンシェット加圧時はゆっくりと普段の値から10〜20mmHg高く加圧することができる	☐	☐
7)	測定終了後は速やかに減圧し，マンシェットを外すことができる	☐	☐
14	子どもの安全を保ちながら身だしなみを整え，最後に快刺激を促すことができる	☐	☐
15	子どもをベッド上に寝かせ，安全を確保した後にベッド柵を上げてから離れ，片付けをする	☐	☐
16	「小児看護領域で特に留意すべき子どもの権利と必要な看護行為」を意識することができる ☐説明と同意　☐最小限の侵襲　☐家族からの分離の禁止 ☐プライバシーの保護　☐抑制と拘束　☐意志の伝達 ☐教育・遊びの機会の保障　☐保護者の責任 ☐平等な医療を受ける	☐	☐

バイタルサイン測定

ケアモデルの手順と根拠

ケアモデルの手順と根拠

ケアモデル ②　（幼児期 回復期）

　Dくん（3歳2か月）は熱と感冒症状で入院となり，2日目です。現在，ベッド上安静中です。4人部屋です。バイタルサイン測定をしようとすると，「やだ，やだ」と言って応じません。電車のおもちゃが好きです。母親は面会時間（14時～）に来院予定です。現在，9時です。

▶必要物品

①聴診器　　②体温計　　③血圧計　　④マンシェット（年齢や体格に合ったもの）
⑤パルスオキシメーター　　⑥タオル　　⑦ストップウォッチ　　⑧消毒綿
⑨メモ用紙　　⑩筆記用具　　⑪プレパレーション用具

	手順〈基本技術〉	根拠〈学習ノートの質問〉
1	バイタルサイン測定の目的を説明する	■ バイタルサインを測定する目的は何ですか
2	3歳児のバイタルサインの基準値を説明できる	■ 3歳児のバイタルサインの基準値を空欄に記入しなさい 呼吸数 SpO₂ 心拍数 体温（腋窩温度） 血圧 ■ 基準値を把握する理由は何ですか

3	3歳児のバイタルサイン測定の工夫をする	■ **3歳児の測定をする際，どのような工夫が必要ですか**
4	3歳児に合った必要物品を正しく準備する	■ **必要物品は何ですか**
1)	3歳児に合った必要物品を準備する	■ **必要物品が小児の身体的特徴に適している点は何ですか**

2)	聴診器，血圧計，体温計などの作動を確認し，事前に温めておくなどの準備をする	■ 温めておく必要があるのはなぜですか ■ 作動を確認する必要があるのはなぜですか
3)	時計や筆記用具，メモ用紙を用意し，正確に測定・記録する準備をする	
5	バイタルサイン測定をするための環境を整える	
1)	ベッドの確認をする	■ ベッドの確認事項をあげなさい
2)	子どもをベッドの中央に座らせる	■ 子どもの位置をどのように整えますか
6	プレパレーションを行う	
1)	子どもにバイタルサイン測定の必要性を説明し，同意を得る	■ 3歳児への説明と同意をどのように行いますか

2)	3歳児に合った事前プレパレーションを行う	■ 事前プレパレーションをどのように行いますか
3)	3歳児に合った実施中のプレパレーションを行う	■ 実施中のプレパレーションをどのように行いますか
7	測定する順番を考えることができる	■ どのような順番で測定しますか
8	子どもの機嫌を観察・調整し，バイタルサイン測定に適していることを判断できる	■ 機嫌の観察と調整が必要なのはなぜですか ■ 啼泣したり，いやがっている場合はどのような工夫が必要ですか

バイタルサイン測定

ケアモデルの手順と根拠

9	子どもの安全・安楽を守りながら，呼吸数の測定をする	■ 3歳児はどのような呼吸をしていますか
1)	子どもに呼吸数の測定をすることを声かけし，1分間測定する	■ 3歳児の呼吸数の測定はどのように行いますか
		■ 声かけはどのようにしますか
		■ 泣かせない工夫はどのようにしますか
2)	事前に温めた聴診器を適した聴診部位にあてる	■ どこに聴診器をあてて測定しますか

10	子どもの安全・安楽を守りながら，パルスオキシメーターでSpO₂を測定する	■ **パルスオキシメーターのセンサーを手指に固定し測定するとき，どのように声かけしますか**
1)	パルスオキシメーターのセンサーを手指に固定する	
2)	モニターを正しく読む	
3)	必要時，そのまま固定する	

11	子どもの安全・安楽を守りながら，脈拍数あるいは心拍数を測定する	
		■ **幼児の脈拍数の測定部位はどこですか**
		■ **子どもが主体的に参加できるようにするにはどのような状態だとよいですか**
1)	子どもに声をかけながら測定を進め，1分間測定する	■ **声かけはどのようにしますか**
		■ **泣かせない工夫はどのようにしますか**

バイタルサイン測定

ケアモデルの手順と根拠

12	子どもの安全・安楽を保ちながら，体温の測定する	
1)	腋窩：衣服の隙間から腋窩中線に対し45°で挿入し，上腕を体に密着させ（必要時，手を添えて保持する），測定完了音がするまで測定する	■ 声かけはどのようにしますか ■ 泣かせない工夫はどのようにしますか
13	子どもの安全・安楽を保ちながら，血圧の測定を行うことができる	
1)	〔触診法〕 橈骨動脈を触知する 上腕動脈を触知する	
2)	子どもの体格に合ったマンシェットを適切な部位に巻く	■ 3歳児に適切なマンシェットの大きさを述べなさい ■ マンシェットの幅が適していないときの血圧の数値の変動を述べなさい ■ マンシェットを巻く部位と心臓の高さが異なったときの血圧の数値の変動を述べなさい
3)	聴診器：動脈触知部に聴診器をあて，コロトコフ音の聴こえはじめ（収縮期）と音が消えたところ（拡張期）を聴取する	■ 動脈音が聴診できない場合の測定法を述べなさい
4)	マンシェット加圧時はゆっくりと，普段の値から10〜20mmHg高く加圧する	
5)	測定終了後は速やかに減圧し，マンシェットを外す	

14	子どもの安全を保ちながら身だしなみを整え，がんばったことをほめる	■ どのような快刺激を与えますか ■ 実施後のプレパレーションをどのように行いますか
15	子どもをベッド上に寝かせ，ベッド柵を上げ安全を確認してから離れ，物品の片付けをする	■ 安全の確認で必要なことは何ですか
16	下記のことを意識して行ったかを確認する □説明と同意 □最小限の侵襲 □家族からの分離の禁止 □プライバシーの保護 □抑制と拘束 □意志の伝達 □教育・遊びの機会の保障 □保護者の責任 □平等な医療を受ける	■「小児看護領域で特に留意すべき子どもの権利と必要な看護行為」の下記の項目で大切なことを記入しなさい ● 説明と同意： ● 最小限の侵襲： ● プライバシーの保護： ● 抑制と拘束： ● 家族からの分離の禁止，保護者の責任： ● 教育・遊びの機会の保障：

バイタルサイン測定

ケアモデルの手順と根拠

実施者 (　　　　　　　　　　　　　　　　)
観察者 (　　　　　　　　　　　　　　　　)

		項目別評価	
		自己	他者
1	バイタルサイン測定の目的を説明できる	☐	☐
2	3歳児のバイタルサインの基準値を説明できる	☐	☐
3	3歳児のバイタルサイン測定時の工夫ができる	☐	☐
4	3歳児に合った必要物品を正しく準備することができる		
1)	☐幼児の聴診器　　☐腋窩用体温計　　　☐鼓膜式体温計 ☐血圧計　　☐マンシェット	☐	☐
2)	聴診器, 血圧計, 体温計などの作動を確認し, 事前に温めておくなどの準備ができる	☐	☐
3)	時計や筆記用具, メモ用紙を用意し, 正確に測定・記録する準備ができる	☐	☐
5	バイタルサイン測定をするための環境を整えることができる		
1)	ベッドの確認ができる ☐ストッパー　　　☐自分のいる側と反対のベッド柵は上がっているか	☐	☐
2)	子どもをベッドの中央に座らせることができる	☐	☐
6	プレパレーションを行うことができる		
1)	3歳児に合ったバイタルサイン測定の必要性を説明し, 子どもの同意を得ることができる	☐	☐
2)	3歳児に合った実施前のプレパレーションを実施する	☐	☐
3)	3歳児に合った実施中のプレパレーションを実施する	☐	☐
7	測定する順番を考えることができる	☐	☐
8	子どもの機嫌を観察・調整し, バイタルサイン測定に適していることを判断できる	☐	☐
9	子どもの安全・安楽を守りながら, 呼吸数の測定を行うことができる		
1)	子どもに呼吸数の測定をすることを声かけし, 1分間測定することができる ☐3歳児の測定ができる　　　☐適切な声かけができる ☐泣かせない工夫ができる	☐	☐
2)	事前に温めた聴診器を適した聴取部位にあてることができる	☐	☐
10	子どもの安全・安楽を守りながら, パルスオキシメーターでSpO_2を測定できる		

1)	パルスオキシメーターのセンサーを手指に固定できる		☐	☐
2)	モニターを正しく読むことができる		☐	☐
3)	必要時そのまま固定することができる		☐	☐
11	子どもの安全・安楽を守りながら，心拍数の測定をすることができる			
	子どもに声をかけながら測定を進め，1分間測定することができる ☐ 3歳児の測定部位　　☐ 適切な声かけができる ☐ 泣かせない工夫ができる		☐	☐
12	子どもの安全・安楽を保ちながら，体温の測定を行うことができる			
	腋窩：衣服の隙間から腋窩中線に対し45°で挿入し，上腕を体に密着させ（必要時，手を添えて保持する），測定完了音がするまで1分間測定することができる ☐ 適切な声かけができる　　☐ 泣かせない工夫ができる		☐	☐
13	子どもの安全・安楽を保ちながら，血圧の測定を行うことができる			
1)	子どもに声をかけながら測定を進めることができる ☐ 3歳児の測定ができる ☐ 適切な声かけができる　　☐ 泣かせない工夫ができる		☐	☐
2)	橈骨動脈・上腕動脈を触知することができる		☐	☐
3)	子どもに合ったマンシェットを適切な部位に巻くことができる		☐	☐
4)	聴診器：動脈触知部に聴診器をあて，コロトコフ音の聴こえはじめ（収縮期）と音が消えたところ（拡張期）を聴取することができる		☐	☐
5)	ドップラー：動脈触知部に専用のゼリーをつけたプローブをあて，コロトコフ音の聴こえはじめ（収縮期）を聴取することができる		☐	☐
6)	マンシェット加圧時はゆっくりと，普段の値から10〜20mmHg高く加圧することができる		☐	☐
7)	測定終了後は速やかに減圧し，マンシェットを外すことができる		☐	☐
14	子どもの安全を保ちながら身だしなみを整え，がんばったことをほめることができる		☐	☐
15	子どもをベッド上に寝かせ，安全を確保した後にベッド柵を上げてから離れ，片付けをする		☐	☐
16	「小児看護領域で特に留意すべき子どもの権利と必要な看護行為」を意識することができる ☐ 説明と同意　　☐ 最小限の侵襲　　☐ 家族からの分離の禁止 ☐ プライバシーの保護　　☐ 抑制と拘束　　☐ 意志の伝達 ☐ 教育・遊びの機会の保障　　☐ 保護者の責任 ☐ 平等な医療を受ける		☐	☐

バイタルサイン測定

ケアモデルの手順と根拠

事 後 学 習

1 演習を実施して学んだこと

2 自分の課題（チェックリストを参考に考察する）

3 自分の課題への対応策

M E M O

バイタルサイン測定

3 安全な環境の調整と事故予防

　入院している子どもの安全な環境の調整と事故予防は，疾患により阻害された健康の回復を促す環境づくりのために必要であり，なおかつ，いかなる場においても安心して子どもが子どもらしい生活を送ることができることを保障するための基本となる小児看護技術です。使用する備品の安全基準を満たすことはもちろん，子どもの個別性や発達段階に応じて起こりうる危険を予測した予防策を身につける必要があります。

学 習 目 標

① 入院中の子どもの安全な環境の調整と事故予防に必要な事前学習と事後学習ができる
② ケアモデルの発達段階と状況から安全な環境について考えることができる
③ 病院内における子どもの転倒・転落防止のポイントを理解できる
④ サークルベッドの使用方法を理解し使用を実施できる
⑤ 子どもの誤飲の特徴について理解し対応策を検討できる
⑥ 子どもと大人の視野の違いについて理解することができる
⑦ 気道異物の除去について説明・実施できる
⑧ 一次救命処置の適応や手順および注意点について説明・実施できる

ケ ア モ デ ル

ケアモデル ①　（乳児期 急性期）

　Eちゃん（6か月）が，不明熱のため入院となりました。初めての入院です。母親は夜間も付き添いを予定しています。これから入院オリエンテーションで小児用ベッドの使用方法を説明します。また，乳幼児が誤飲する可能性のあるものを説明し，ベッド上の環境整備について共有します。家族構成：母親28歳，父親30歳。

ケアモデル ②　（幼児期 回復期）

　Fくん（3歳6か月）が，急性咽頭炎による感冒症状・脱水で入院し，入院4日目です。症状は落ち着き，朝に点滴も抜けました。Fくんは大喜びです。明日退院予定です。病室内やプレールームを活発に動き回り，ベッド柵にぶつかりそうになったりしています。Fくんには，1歳6か月の妹がいます。母親から看護師に，「妹が，なんでも口に入れたりするので困っています。どうしたらいいのでしょうか」と相談がありました。看護師は，子どもの視野や誤飲チェッカーのことなどを説明することにしました。家族構成：母親35歳，父親36歳。 4人家族。

安全な環境の調整と事故予防

安全な環境の調整と事故予防

学習目標 と 自己チェック ※できた項目には ☑ をしていきましょう

- ☐ 1. 入院中の子どもの安全な環境の調整と事故予防に必要な事前学習と事後学習ができる
- ☐ 2. ケアモデルの発達段階と状況から，安全な環境について考えることができる
- ☐ 3. 病院内における子どもの転倒・転落防止のポイントを理解できる
- ☐ 4. サークルベッドの使用方法を理解し使用を実施できる
- ☐ 5. 子どもの誤飲の特徴について理解し対応策を検討できる
- ☐ 6. 子どもと大人の視野の違いについて理解することができる
- ☐ 7. 気道異物の除去について説明・実施できる
- ☐ 8. 一次救命処置の適応や手順および注意点について説明・実施できる

事 前 学 習

子どもの権利擁護；入院している子どもの安全な環境調整はどのように実施しますか

ケアモデル①（6か月児）について

■ 発達理論からみた乳児期（6か月児）の特徴をまとめましょう

■ 乳児期（6か月児）の成長・発達の特徴をまとめましょう

◉ 不明熱の特徴をまとめましょう

ケアモデル②（3歳6か月児）について

■発達理論からみた幼児後期（3歳6か月児）の特徴をまとめましょう

■幼児後期（3歳6か月児）の成長・発達の特徴をまとめましょう

◆ 急性咽頭炎の特徴をまとめましょう

1. 子どもが事故を起こしやすい理由を説明しなさい

2. 入院中の子どもが使用するベッドの選択基準を記入しなさい
■ 選択基準：

■ 床高ベッド（コット）：

■ サークルベッド：

■ 成人用ベッド：

3. サークルベッドを使用するときの注意点を説明しなさい

1) サークルベッドの柵を上段まで上げる理由

2) サークルベッドの柵を下段まで下げる理由

4. 窒息・誤飲について

1) 誤飲チェッカーのそれぞれの長さを（　）内に記入しなさい

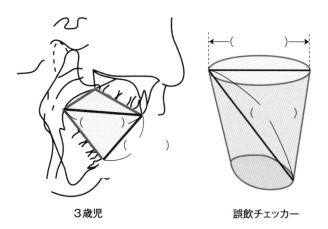

３歳児　　　　　　　誤飲チェッカー

登録特許 第3706795号
登録商標 第5580046号
　　　　　 5583495号
登録意匠 第1112380号

（日本家族計画協会，特許・意匠登録済み）

2) 乳幼児の窒息・誤飲する可能性のあるものをあげなさい

窒息：

誤飲：

3）子どもが窒息・誤飲してしまう原因をあげなさい

5. 子どもの視野について

1）大人と子どもの視野の角度を（　）内に記入しなさい

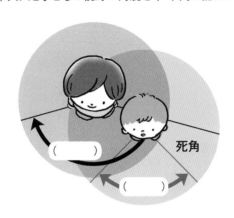

子どもの目は車のほうを向いていても
視野に入っていない場合がある

水平方向の視野

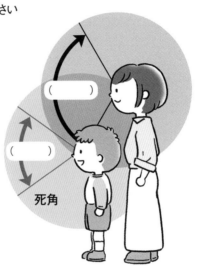

垂直方向の視野

6. 救急救命について

1）家庭での気道異物の初期症状と対応について記述しなさい

2) 背部叩打法について図と文章で説明しなさい

【図】　　　　　　　　　　　　　　　　　【文章】

3) 胸部突き上げ法について図と文章で説明しなさい

【図】　　　　　　　　　　　　　　　　　【文章】

4) 腹部突き上げ法について図と文章で説明しなさい

【図】　　　　　　　　　　　　　　　　　【文章】

7. 医療従事者向けの小児に対する BLS アルゴリズム（救助者一人）
（　　）内に数字を記入しなさい

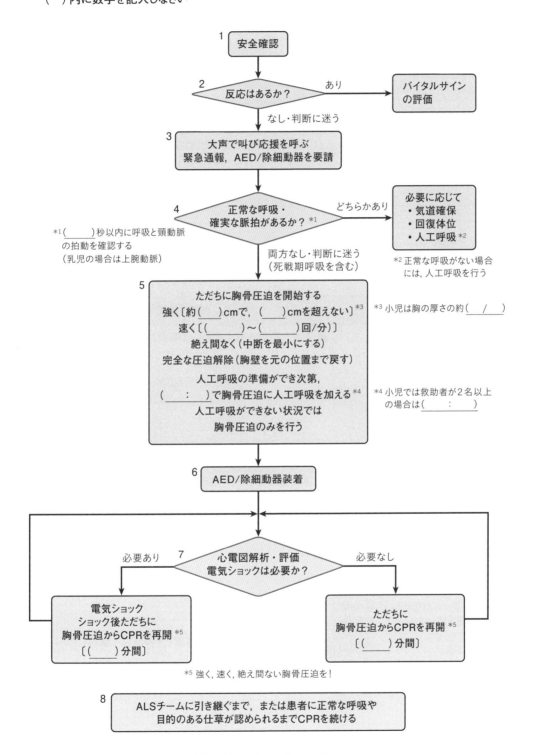

1　安全確認

2　反応はあるか？ ──あり──→ バイタルサイン の評価

なし・判断に迷う

3　大声で叫び応援を呼ぶ 緊急通報，AED/除細動器を要請

4　正常な呼吸・ 確実な脈拍があるか？ *1 ──どちらかあり──→ 必要に応じて ・気道確保 ・回復体位 ・人工呼吸 *2

*1（　　　）秒以内に呼吸と頸動脈 の拍動を確認する （乳児の場合は上腕動脈）

*2 正常な呼吸がない場合 には，人工呼吸を行う

両方なし・判断に迷う （死戦期呼吸を含む）

5　ただちに胸骨圧迫を開始する 強く〔約（　　）cmで，（　　）cmを超えない〕*3 速く〔（　　　　）～（　　　　）回/分〕 絶え間なく（中断を最小にする） 完全な圧迫解除（胸壁を元の位置まで戻す） 人工呼吸の準備ができ次第， （　　：　　）で胸骨圧迫に人工呼吸を加える *4 人工呼吸ができない状況では 胸骨圧迫のみを行う

*3 小児は胸の厚さの約（　　/　　）

*4 小児では救助者が2名以上 の場合は（　　：　　）

6　AED/除細動器装着

7　心電図解析・評価 電気ショックは必要か？

必要あり──→ 電気ショック ショック後ただちに 胸骨圧迫からCPRを再開 *5 〔（　　　）分間〕

必要なし──→ ただちに 胸骨圧迫からCPRを再開 *5 〔（　　　）分間〕

*5 強く，速く，絶え間ない胸骨圧迫を！

8　ALSチームに引き継ぐまで，または患者に正常な呼吸や 目的のある仕草が認められるまでCPRを続ける

図　医療用BLSアルゴリズム

〔一般社団法人日本蘇生協議会：小児の一次救命処置（PBLS）. JRC蘇生ガイドライン2020, 医学書院, 東京, 2021, p159. より転載〕

安全な環境の調整と事故予防

事前学習

ケ ア モ デ ル の 手 順 と 根 拠

ケアモデル①　（乳児期 急性期）

　Eちゃん（6か月）が，不明熱のため入院となりました。初めての入院です。母親は夜間も付き添いを予定しています。これから入院オリエンテーションで小児用ベッドの使用方法を説明します。また，乳幼児が誤飲する可能性のあるものを説明し，ベッド上の環境整備について共有します。家族構成：母親28歳，父親30歳。

▶必要物品

①小児用ベッド　　②乳児モデル　　③筆記用具

	手順〈基本技術〉	根拠〈質問〉
1	母親に，入院中の子どもの安全な環境を整える目的について説明する	■ 安全な環境を整える目的は何ですか
2	6か月児の運動機能の発達と起こりやすい事故を説明する	■ デンバー式発達スクリーニング検査をもとに，6か月児の運動機能の発達を説明しなさい ● 微細運動： ● 粗大運動： ■6か月児に起こりやすい事故とその理由を説明しなさい

2		■ 厚生労働省 令和4年人口動態統計 乳児の不慮の事故の死因別死亡数の第1位を調べなさい ■ 乳児の事故が起こる理由を述べなさい
3	6か月児に合った入院環境を整える	■ 乳児の体温調整の特徴を説明しなさい ■ 快適な室温・湿度について，（　）内に数字を記入しなさい 室温：夏期（　　　　　）℃　　冬期（　　　）℃ 湿度（　　　　）% ■ 乳児のベッドと寝具で留意すべきことは何ですか ■ 乳児の特徴をふまえた環境について，（　）内に適切な用語を記入しなさい ● 乳児は（　　　）が未熟であり，（　　　　）ということから，なんでもなめたり口に入れてしまう特徴がある。そのため，子どもの周囲にあるものは（　　　　）に保つ ● 視覚・聴覚など（　　　　　）を刺激し，安全に遊べる（　　　　）を準備する ● 室内灯や窓からの光など（　　　）に適した（　　　）に調節する ● すぐに子どもの様子が把握できるようにしつつ，ケアや家族面会時など（　　　　）が守られるようなカーテンを準備する

安全な環境の調整と事故予防

ケアモデルの手順と根拠

4	小児用ベッドを正しく使用できる	■ **小児用ベッドを使用する前の確認点として，（　）内に適切な用語を記入しなさい**
		● ベッドの（　　　　　　）がロックされている
		● （　　　　　　）は上げ下げ・3段階の固定に異常がない
1)	使用前の確認	● ベッドの角度は原則（　　　　　）になっている，もしくは必要な角度にハンドルで調整できる
		● ベッド上には（　　　　　）が置かれていない
		● ベッドは清潔である
		■ **ベッド柵を下げる方法を述べなさい**
		■ **ベッド柵を上げる方法を述べなさい**
2)	6か月児がベッド上にいる状態でのベッド柵の取り扱い	■ **ベッド柵を取り扱うときに子どもが転落しないための注意点は何ですか**

3)	ベッドから離れる際の確認ができる	■ **ベッドから離れる際の確認事項として，（　）内に適切な用語を記入しなさい** ● 子どもは（　　　　　　）な状態か ● ベッド上に（　　　　　　）が置かれていないか ● （　　　　　　）の固定は水平で，ロック，ベッドのストッパーがかかっているか
4)	ベッド柵の取り扱いについて家族に説明できる	■ **家族への説明内容**（具体的方法と注意点を含む）**を述べなさい**
5	乳児が誤飲する可能性のあるものを説明できる	■ **乳児が誤飲する可能性のあるものは何ですか**
6	6か月児の誤飲の対処方法を選択できる	■ **6か月児に適した誤飲異物除去の方法をあげなさい**
7	モデル人形に誤飲したときの対処方法を実施できる	■ **背部叩打法について，（　）内に適切な用語を記入しなさい** ① しゃがむか座った状態で，乳児を（　　　　　）にし，自分の大腿部または膝の上に乗せる ② 片手で乳児の下顎を支えながら頭を体幹より（　　　　　）に保つ ③ もう一方の手の手掌根部で乳児の（　　　　　）間を強く叩く

安全な環境の調整と事故予防

ケアモデルの手順と根拠

8	窒息・誤飲予防のための環境の整えを説明できる	■ **乳児の窒息・誤飲予防のために環境の整えでできることは何ですか**
9	下記のことを意識して行ったかを確認できる □ 説明と同意 □ 最小限の侵襲 □ 家族からの分離の禁止 □ プライバシーの保護 □ 抑制と拘束 □ 意志の伝達 □ 教育・遊びの機会の保障 □ 保護者の責任 □ 平等な医療を受ける	■ **「小児看護領域で特に留意すべき子どもの権利と必要な看護行為」の下記の項目で大切なことを記入しなさい** ● 最小限の侵襲： ● 家族からの分離の禁止，保護者の責任： ● 教育・遊びの機会の保障：

ケアモデル ①	チェックリスト ☑

実施者 (　　　　　　　　　　　　　　　　)
観察者 (　　　　　　　　　　　　　　　　)

		項目別評価	
		自己	他者
1	入院している子どもの安全な環境の整えと事故予防の目的を説明できる	☐	☐
2	6か月児の運動機能の発達と起こりやすい事故を説明できる	☐	☐
3	6か月児に合った入院環境を説明できる	☐	☐
4	小児用ベッドを正しく使用できる		
1)	使用前のベッドの安全を確認できる	☐	☐
2)	ベッド柵を正しく下げることができる ☐柵をストッパーより上に上げてから　　☐レバーを引きながら ☐静かに，水平に下げる	☐	☐
3)	ベッド柵を正しく上げることができる ☐レバーを引かず　　☐固定したい高さのストッパーより上に上げる ☐静かに，水平に下げる	☐	☐
5	ベッド柵を取り扱うときには常に子どもの転落防止を意識して使用できる ☐子どもの位置　　☐柵は一番上で固定 ☐柵は固定後にロック　　☐両サイドとも同じ高さ *ベッド柵を下げるとき・下げた後に子どもから手もしくは目を離した場合は不可	☐	☐
6	安全を確認してからベッドから離れることができる ☐子ども　　☐ベッド上　　☐ベッド柵	☐	☐
7	ベッド柵の取り扱いについてわかりやすく家族へ説明できる ☐柵の具体的操作方法　　☐事故の危険性　　☐予防策	☐	☐
8	乳児が誤飲する可能性のあるものを説明できる	☐	☐
9	6か月児の誤飲の対処方法 (背部叩打法，胸部突き上げ法) を選択できる	☐	☐
10	誤飲したときの対処方法 (背部叩打法，胸部突き上げ法) を実施できる		
1)	子どもを適切な体勢で保持できる	☐	☐
2)	適切な部位を叩打することができる	☐	☐
11	窒息・誤飲防止のための環境の整えを説明できる	☐	☐

安全な環境の調整と事故予防

ケアモデルの手順と根拠

12	「小児看護領域で特に留意すべき子どもの権利と必要な看護行為」を意識することができる □説明と同意　　□最小限の侵襲　　□家族からの分離の禁止 □プライバシーの保護　　□抑制と拘束　　□意志の伝達 □教育・遊びの機会の保障　　□保護者の責任 □平等な医療を受ける	□	□

誤 飲 時 の 対 応 ， 子 ど も の 視 野 体 験

ケ ア モ デ ル の 手 順 と 根 拠

ケアモデル②　（幼児期 回復期）

　Fくん（3歳6か月）が，急性咽頭炎による感冒症状・脱水で入院し，入院4日目です。症状は落ち着き，朝に点滴も抜けました。Fくんは大喜びです。明日退院予定です。病室内やプレールームを活発に動き回り，ベッド柵にぶつかりそうになったりしています。Fくんには，1歳6か月の妹がいます。母親から看護師に，「妹が，なんでも口に入れたりするので困っています。どうしたらいいのでしょうか」と相談がありました。看護師は，子どもの視野や誤飲チェッカーのことなどを説明することにしました。
家族構成：母親35歳，父親36歳。4人家族。

▶必要物品

①小児用ベッド　　②幼児モデル　　③誤飲チェッカー

④誤飲するおそれのあるもの（電池やたばこ，コインなど）

⑤異物除去トレーニング用モデル（通常の幼児モデルでも可能）

⑥幼児視界体験メガネ　　⑦障害物（椅子・机・床頭台などで工夫）　　⑧筆記用具

	手順〈基本技術〉	根拠〈質問〉
1	入院している子どもの安全な環境の整えの目的を説明できる	■ 安全な環境を整える目的は何ですか ■ 幼児に特有な支援をあげなさい

安全な環境の調整と事故予防

ケアモデルの手順と根拠

2	3歳児の運動機能の発達と起こりやすい事故を説明できる	**■3歳児の運動機能の発達をあげなさい** ● 粗大運動： ● 微細運動： **■3歳児に起こりやすい事故とその理由を述べなさい** **■厚生労働省令和4年人口動態統計1～4歳の不慮の事故の死因別死亡数の第1位を調べなさい**
3	3歳児に合った入院環境を整える	**■快適な室温・湿度を記入しなさい** **■ベッド・寝具で留意する点は何ですか** **■以下は，3歳児に必要な環境の特徴です。（ ）内に適切な用語を記入しなさい** ● なるべく（　　　　　　　）の子どもと生活できる環境 ● ベッド上でも楽しく安全に遊べる（　　　　　）の準備

3		● 点滴をしている場合などは（　　　　　　　）でも遊べる工夫 ● 体を動かしても（　　　　　）に遊べる空間が病棟内に必要 ● （　　　　　　　　　　　）の獲得のため，子どもの体格を考慮したトイレ・洗面台などが必要 ● 可能なら（　　　　　）で使用している物品の用意を家族へ依頼 ● すぐに子どもの様子が把握できるようにしつつ，更衣や排泄，家族面会時など（　　　　　　　　　　）が守られるようなカーテンの準備
4	小児用ベッドを正しく使用できる	■ **小児用ベッドを使用する前の確認点を述べなさい**
1)	使用前の確認	
2)	点滴をしている3歳児がベッド上にいる状態でのベッド柵の取り扱いができる	■ **ベッド柵を下げる方法を述べなさい。また，下げる際の注意点を（　）内に記入しなさい** ● 点滴ルートが柵とベッドの隙間に（　　　　　　　）ように注意する ■ **ベッド柵を上げる方法を述べなさい。また，上げる際の注意点を（　）内に記入しなさい** ● 点滴ルートが柵を上げるときに（　　　　　　　）ように注意する

2)		■ ベッド柵を取り扱うときに子どもが転落しないための注意点を述べなさい。また，（　）内に適切な用語を記入しなさい ● ベッド柵を扱う際に，子どもが急に（　　　　　　）近寄ってきたり，バランスを崩すことがあるため，（　　　　　　）をかけながら扱うことや，急な動きに対応できるよう，子どもの（　　　　　　）に立つなどの工夫が必要
3)	ベッドから離れる際の確認ができる	■ ベッドから離れる際の確認事項について，（　）内に適切な用語を記入しなさい ● 子どもの安全を確認する。特に点滴のルートを操作しているためルートの（　　　　　　）などがないか確認する ● ベッド上に（　　　　　　）になるものがないか確認する ● 点滴スタンドや輸液ポンプが子どもの（　　　　　　）場所にあるか確認する ● 子どもがベッド柵のレバーを操作する可能性があるため必ずベッド柵の（　　　　　　）を確認する
4)	ベッド柵の取り扱いについて家族への説明ができる	■ 家族への説明内容（具体的方法と注意点を含む）を述べなさい

5	3歳児が誤飲する可能性のあるものを説明できる	■**3歳児が誤飲する可能性のあるものをあげなさい** ■**3歳児の咽頭・口腔の大きさについて，（　）内に数字を記入しなさい** ●口を開けたときの最大口径は（　　　　），咽頭の奥までは（　　　　）ある
6	3歳児の誤飲の対処方法を選択できる	■**3歳児に適した誤飲異物除去方法をあげなさい**
7	モデル人形に誤飲したときの対処方法を実施できる	■**腹部突き上げ法について，（　）内に適切な用語を記入しなさい** ●腹部突き上げ法とは，（　　　　　　）以上の子どもに適した（　　　　　）の方法である ①立ったままもしくは膝立ちで，子どもの（　　　　　　）から子どもの両脇に腕を通し抱きかかえる ②子どもの（　　　　　　）よりやや上で片手は握りこぶしをつくり，もう一方の手で握りこぶしをつかむ ③つかんだ握りこぶしを自分のほうに引き付けるように（　　　　　）
8	窒息・誤飲防止のための環境の整えを説明できる	■**幼児の窒息・誤飲防止のための環境を整える際，できることは何ですか**

安全な環境の調整と事故予防

ケアモデルの手順と根拠

9	幼児視界体験メガネを使い，子どもの視野を理解し，子どもの視野を意識した安全な環境を整えることができる	■ 子どもの視野の特徴について，（ ）内に数字を記入しなさい 左右の視界（　　　　）。 上下の視界（　　　　）。 ■ 子どもの視野を意識した安全のために，どのように環境を整える必要がありますか
10	下記のことを意識して行ったかを確認できる □ 説明と同意 □ 最小限の侵襲 □ 家族からの分離の禁止 □ プライバシーの保護 □ 抑制と拘束 □ 意志の伝達 □ 教育・遊びの機会の保障 □ 保護者の責任 □ 平等な医療を受ける	■「小児看護領域で特に留意すべき子どもの権利と必要な看護行為」の下記の項目で大切なことを記入しなさい ● 最小限の侵襲： ● 家族からの分離の禁止，保護者の責任： ● 教育・遊びの機会の保障：

ケアモデル ②	チェックリスト ☑

実施者（　　　　　　　　　　　　　　　　）
観察者（　　　　　　　　　　　　　　　　）

		項目別評価	
		自己	他者
1	入院している子どもの安全な環境の整えと事故予防の目的を説明できる	☐	☐
2	3歳児の運動機能の発達と起こりやすい事故を説明できる	☐	☐
3	3歳児に合った入院環境を説明できる	☐	☐
4	小児用ベッドを正しく使用できる		
1)	使用前のベッドの安全を確認できる	☐	☐
2)	点滴をしている子どものベッド柵を正しく下げることができる ☐ 柵をストッパーより上に上げてから　　☐ レバーを引きながら ☐ 静かに，水平に下げる　　☐ 点滴ルートを挟まない	☐	☐
3)	点滴をしている子どものベッド柵を正しく上げることができる ☐ レバーを引かず　　☐ 固定したい高さのストッパーより上に上げて ☐ 静かに，水平に下げる　　☐ 点滴ルートを引っ張らない	☐	☐
5	ベッド柵を取り扱うときには常に子どもの転落防止を意識して使用できる ☐ 子どもの位置　　☐ 柵は一番上で固定　　☐ 柵は固定後にロック ☐ 両サイドとも同じ高さ　　☐ 声かけ　　☐ 子どもの正面に立つ *ベッド柵を下げるとき・下げた後に子どもから手もしくは目を離した場合は不可	☐	☐
6	安全を確認してからベッドから離れることができる ☐ 子ども　　☐ ベッド上　　☐ ベッド柵　　☐ 点滴ルート ☐ 点滴スタンド・ポンプの位置	☐	☐
7	ベッド柵の取り扱いについてわかりやすく家族へ説明できる ☐ 柵の具体的操作方法　　☐ 事故の危険性　　☐ 防止策	☐	☐
8	3歳児が誤飲する可能性のあるものを説明できる	☐	☐
9	3歳児の誤飲の対処方法（腹部突き上げ法）を選択できる	☐	☐
10	誤飲したときの対処方法（腹部突き上げ法）を実施できる		
1)	子どもを適切な体勢で保持できる	☐	☐
2)	適切な部位を圧迫・突き上げることができる	☐	☐
11	窒息・誤飲防止のための環境の整えを説明できる	☐	☐
12	子どもの視野の特徴を説明できる	☐	☐
13	子どもの視野の特徴から起こりうる事故と必要な環境の整えを説明できる	☐	☐

安全な環境の調整と事故予防

ケアモデルの手順と根拠

14	「小児看護領域で特に留意すべき子どもの権利と必要な看護行為」を意識することができる □説明と同意　　□最小限の侵襲　　□家族からの分離の禁止 □プライバシーの保護　　□抑制と拘束　　□意志の伝達 □教育・遊びの機会の保障　　□保護者の責任 □平等な医療を受ける	□	□

事　後　学　習

1　演習を実施して学んだこと

2　自分の課題（チェックリストを参考に考察する）

3　自分の課題への対応策

4 遊びの工夫

　子どもにとって遊びは，生活そのものであり，遊びを通じて生活の主体となる基盤を獲得していきます。遊びは，子どもの運動性や操作性，さらに創造性を高め，判断力や言葉や社会性を育てていきます。その意味で，子どもには，どんなときにも遊ぶ権利があります。

　健康障害をもつ子どもは，身体的苦痛だけでなく，親から離れての入院や慣れない環境での生活などにより，さまざまなストレスを抱えています。看護師には，そうした子どもの対処スキルの向上を支援する役割があります。健康障害をもつ子どもに，遊びを取り入れることによって，ストレスの軽減と解消，入院中の抑圧された情緒の表出，入院生活のなかで充足しない願望を満たすなどができます。

　遊びを工夫する技術は，子どもの身体的・精神的な状態を考慮し，年齢と個別性に合わせて，タイミングよく実施することが大切です。安静度などの制限があるなかで，保育士や家族と協働して，子どもの意思も確認しながら進められるようにします。

学 習 目 標

①健康障害をもつ子どもの遊びについて理解することができる
②学生の作品例（p103参照）を見て，遊びの工夫のイメージづくりができる
③ケアモデルの発達段階と状況に合った遊びを考えることができる

ケ ア モ デ ル

ケアモデル ①　〔乳児期 周手術期（手術前）〕

　Gちゃん（8か月）はファロー四徴症で，術前4日前です。体動・啼泣でチアノーゼが出現するときがあります。ベッド上安静。

ケアモデル ②　（幼児期 回復期）

　Hくん（1歳5か月）は肺炎で，入院3日目です。症状は落ち着き，ベッド上で活発に動こうとしたり，おもちゃを投げたりする様子がみられます。ベッド上安静。

ケアモデル ③　（幼児期 慢性期）

　Iくん（3歳6か月）は急性リンパ性白血病で，入院して1か月です。化学療法中で現在,副作用として白血球減少がみられます。クリーンベンチ開始中。倦怠感が強く，ベッドで横になっていることが多いです。ベッド上安静。

ケアモデル ④　（幼児期 回復期）

　Jちゃん（5歳）は気管支喘息の中発作で入院し5日目です。輸液中ですが，症状が落ち着いてきているため，「もう大丈夫だから家に帰る。幼稚園の友達と遊びたい」と言っています。病室内安静。

ケアモデル ⑤　（学童期 回復期）

　Kくん（9歳，小学校4年生）はネフローゼ症候群で，入院2週目です。一日中ベッドでゲームをしていますが，「入院しているのでいいんです」と母親も認めています。夜も布団の中でゲームをし，朝10時ごろにならないと起床をしない状況です。プレドニン内服中。病室内安静。

遊びの工夫

遊びの工夫

達成目標 と **自己チェック** ※できた項目には☑をしていきましょう

- [ ] 1. 健康障害をもつ子どもの遊びについて理解することができる
- [ ] 2. 学生の作品例（p103）を見て，遊びの工夫のイメージづくりができる
- [ ] 3. ケアモデルの発達段階と状況に合った遊びを考えることができる

事 前 学 習

子どもの権利擁護；遊びの工夫でどのように実施しますか

ケアモデル①（8か月児）について

■発達理論からみた乳児期（8か月児）の特徴をまとめましょう

■乳児期（8か月児）の成長・発達の特徴をまとめましょう

ケアモデル②（1歳5か月児）について

■発達理論からみた幼児前期（1歳5か月児）の特徴をまとめましょう

遊びの工夫

事前学習

■ 幼児前期（1歳5か月児）の成長・発達の特徴をまとめましょう

◆ 肺炎の特徴をまとめましょう

ケアモデル③（3歳6か月児）について

■ 発達理論からみた幼児後期（3歳6か月児）の特徴をまとめましょう

■ 幼児後期（3歳6か月児）の成長・発達の特徴をまとめましょう

遊びの工夫

事前学習

◆ 急性リンパ性白血病についてまとめましょう

ケアモデル④（5歳児）について

■ 発達理論からみた幼児後期(5歳児)の特徴をまとめましょう

■ 幼児後期（5歳児）の成長・発達の特徴をまとめましょう

◆ 気管支喘息の特徴をまとめましょう

ケアモデル⑤（9歳児）について

■ 発達理論からみた学童期（9歳児）の特徴をまとめましょう

■ 学童期（9歳児）の成長・発達の特徴をまとめましょう

◆ ネフローゼ症候群の特徴をまとめましょう

1．子どもにとって遊びの意義を説明しなさい

2．健康障害をもつ子どもにとっての遊びの意義を説明しなさい

3. 遊びと成長・発達

1) 下図は，運動の発達として微細運動と粗大運動の発達を示しています。適切な月齢や動作を
（　）内に記入しなさい

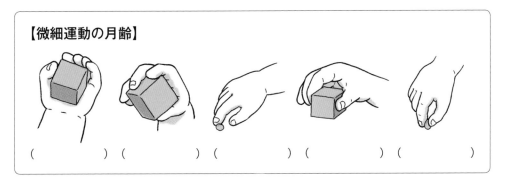

【微細運動の月齢】

（　　　　　　　）（　　　　　　　）（　　　　　　　）（　　　　　　　）（　　　　　　　）

遊びの工夫

事前学習

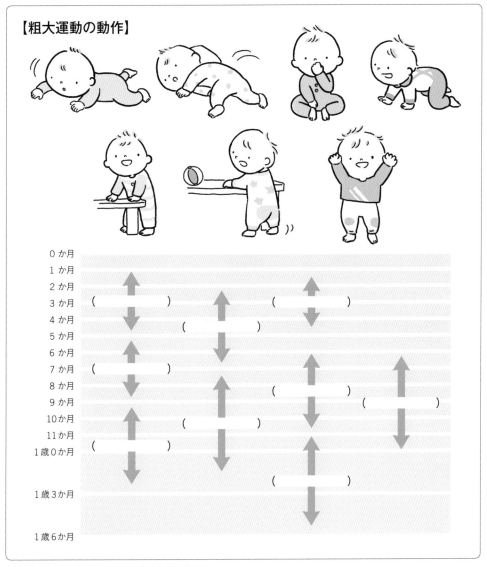

※参考：デンバー発達スクリーニングテスト（乳児）

2) 下図は，遊びの発達を表しています。社会的見地からみた遊びの類型を参考に（　）内に適切な遊びを記入しなさい

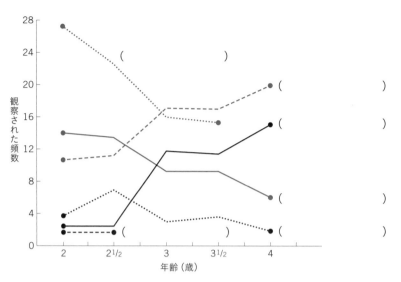

（Parten，1932．を参考に作成）

社会的見地からみた遊びの類型

1	何もしていない行動	そのときそのときに興味のあることを眺めている。目をひくものがなければ，ぶらぶらしているというような行動
2	ひとり遊び	ひとりぼっちで，ほかの子どもがいても無関係に遊ぶ
3	傍観者的行動	ほかの子どもの遊びを傍観している。ものを言ったり教えたりするが，自分は遊びには加わらない
4	平行遊び	ひとりだけの独立の遊びであるが，他人と同じような遊具で遊び，一緒にはならないが他人のそばで遊ぶ
5	連合的な遊び	ほかの子どもと一緒になって遊ぶ。各々が同じような活動をしている。年齢とともに多くなる
6	協同的あるいは組織的な遊び	何かをつくったり，ゲームをしたりするために組織をつくって遊ぶもので，指導的地位を占める者が現れる

（Parten，Newhall，1943．を参考に作成）

3) 遊びの援助のポイントについて説明しなさい

資料1 学生の作品例（イメージのために参考にしてください）

ケアモデル	学生が作製上考えたこと	遊びの例
ケアモデル①（乳児期） Gちゃん（8か月）はファロー四徴症で，術前4日前です。体動・啼泣でチアノーゼが出現するときがあります。ベッド上安静。	**【リンリンドーナツ】** ●8か月は，ものを握ることができるので，透明のチューブで，中に鈴を入れてリンリンとなるドーナツを作製。啼泣しそうになったときのために，笑顔の母親のうちわを準備しました。	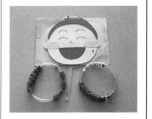
ケアモデル②（幼児期） Hくん（1歳5か月）は肺炎で，入院3日目です。症状は落ち着き，ベッド上で活発に動こうとしたり，おもちゃを投げたりする様子がみられます。ベッド上安静。	**【カラフルボーリング】** ●ベッド内に設定したボウリングを楽しみ，ストレスを発散します。お片付け箱の底には，それぞれのピンに動物の顔が書いてあり，片付けやすく工夫されています。	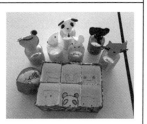
ケアモデル③（幼児期） Iくん（3歳6か月）は急性リンパ性白血病で，入院して1か月です。化学療法中で現在，副作用として白血球減少がみられます。クリーンベンチ開始中。倦怠感が強く，ベッドで横になっていることが多いです。ベッド上安静。	**【フレンドリーパズル】** ●クリーンベンチ内にいる状況で，同室の子どもと遊ぶことができます。 ●パズルは野菜・動物・乗り物など身近なもので作製します。 ●紙で作製し，消毒できるようにラミネートパックをしたジグソーパズルです。	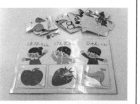
ケアモデル⑤（学童期） Kくん（9歳，小学4年生）はネフローゼ症候群で，入院2週間目です。一日中ベッドでゲームをしていますが，「入院しているのでいいんです」と母親も認めています。夜も布団の中でゲームをし，朝10時ごろにならないと起床をしない状況です。プレドニン内服中。	**【すごろくジャパンツー】** ●ベッド上で，ゲーム感覚でできるすごろくゲームです。同室の子どもと一緒にできます。質問カードには，4年生に合わせた日本についてのいろいろな問いが書かれていて，学習にもつながります。すべて消毒ができるようにラミネートされています。	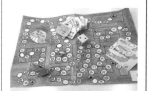

1. グループメンバー	
2. ケアモデルNo	
3. 遊びのタイトル	
4. ケアモデルの内容に対して考えたこと ※活用したい知識 ・発達段階の特徴 ・疾患の特徴 ・必要な看護 ・遊びの効用	
5. 遊びのアイデア ・おもちゃの作製案 ・遊びの展開説明	
6. 材料と費用	
7. 発表までの計画びのアイデア ・スケジュール ・役割分担	
8. 発表の仕方 ・役割分担 　例：ロールプレイの配役など	

資料3　小児の遊びと看護「遊びの発表会」評価表

評価表は，ケアモデルごとに，各グループから出された企画書に記載されている遊びのタイトルを
記入し，完成したおもちゃの写真を載せて作成し配布する。

タイトル	学生メンバー	評　価	点数
ケアモデル①（乳児期） Gちゃん（8か月）はファロー四徴症で，術前4日前です。体動・啼泣でチアノーゼが出現するときがあります。ベッド上安静。			
〔1G〕【リンリンドーナツ】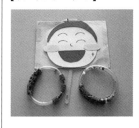		①安全性　　　　　　　（5・4・3・2・1）②年齢の適正　　　　　（5・4・3・2・1）③設定条件への妥当性（5・4・3・2・1）④おもしろさ・創造性　（5・4・3・2・1）⑤知識の活用度　　　　（5・4・3・2・1）　感想	
ケアモデル③（幼児期） Iくん（3歳6か月）は急性リンパ性白血病で，入院して1か月です。化学療法中で現在，副作用として白血球減少がみられます。クリーンベンチ開始中。倦怠感が強く，ベッドで横になっていることが多いです。ベッド上安静。			
〔2G〕【フレンドリーパズル】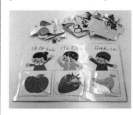		①安全性　　　　　　　（5・4・3・2・1）②年齢の適正　　　　　（5・4・3・2・1）③設定条件への妥当性（5・4・3・2・1）④おもしろさ・創造性　（5・4・3・2・1）⑤知識の活用度　　　　（5・4・3・2・1）　感想	
ケアモデル④（幼児期） Jちゃん（5歳）は気管支喘息で，入院5日目です。輸液中ですが，症状が落ち着いてきているため，「もう大丈夫だから家に帰る。幼稚園の友達と遊びたい」と言っています。病室内安静。			
〔3G〕【びっくり呼吸運動】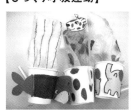		①安全性　　　　　　　（5・4・3・2・1）②年齢の適正　　　　　（5・4・3・2・1）③設定条件への妥当性（5・4・3・2・1）④おもしろさ・創造性　（5・4・3・2・1）⑤知識の活用度　　　　（5・4・3・2・1）　感想	

ケアモデル	チェックリスト ☑

実施者（ 　　　　　　　　　　　　　　　　　　 ）
観察者（ 　　　　　　　　　　　　　　　　　　 ）

		項目別評価	
		自己	他者
1	子どもと家族とのコミュニケーションを取ることができる	☐	☐
2	家族に遊びの目的と方法を説明して，同意を得ることができる	☐	☐
3	家族にも参加してもらうときは，わかりやすく説明し，参加の同意を得ることができる	☐	☐
4	遊びの手順		
1)	アセスメントの段階		
①	対象に合った遊びの方法を考えることができる 　☐年齢　　☐認知レベル　　☐これまでの体験 　☐子どもの性格　　☐状況を理解する	☐	☐
②	5W1Hで具体的に考えることができる 　☐いつ　　☐どこで　　☐何を　　☐どのように　　☐だれが	☐	☐
③	根拠となる知識を活用し，安全性や創造性や面白さを考慮することができる 　☐安全性　　☐設定条件への妥当性　　☐面白さ 　☐創造性　　☐知識の活用度	☐	☐
2)	遊びの実施		
①	遊びについて子どもにわかりやすく実施できる	☐	☐
②	家族とも一緒に実施することができる	☐	☐
③	子どもの反応を見ながら実施できる	☐	☐
④	ロールプレイで担当となった役を演じること	☐	☐
⑤	発表をわかりやすく行うことができる	☐	☐
3)	終了後の評価		
①	ほかのグループの評価を取り入れることができる	☐	☐
②	ほかのグループのよい面を伝えることができる	☐	☐
5	「小児看護領域で特に留意すべき子どもの権利と必要な看護行為」を意識することができる 　☐説明と同意　　☐最小限の侵襲　　☐家族からの分離の禁止 　☐プライバシーの保護　　☐抑制と拘束　　☐意志の伝達 　☐教育・遊びの機会の保障　　☐保護者の責任 　☐平等な医療を受ける	☐	☐

事　後　学　習

1　演習を実施して学んだこと

2　自分の課題（チェックリストを参考に考察する）

3　自分の課題への対応策

遊びの工夫

事後学習

5 プレパレーション

　子どもには，自分の考えを述べる権利があります。子どもは，大人から保護や援助を受ける受動的な存在だけではなく，主体的な存在でもあります。「子どもの権利条約」のなかにも，「子どもの意見表明権」や何かを決定するときに「参加する権利」が保障されています。しかし，子どもは成長過程にあり，認知能力や判断能力は未熟な状態です。アメリカ小児科学会は1995年に，インフォームドアセント（informed assent）を発表しました。これは，7〜15歳の子どもが自分にされる行為について理解できるように十分に説明され，その選択・決断について納得することを指しています。

　プレパレーション（preparation）は，インフォームドアセントのときに使われます。目的は，子どもの心理的準備をすることです。例えば，手術や検査・治療などに子ども自身が主体的に取り組めるように，情報の提供や模擬体験をして心理的準備の援助をすることがあげられます。

学 習 目 標

① プレパレーションに必要な事前学習と事後学習ができる
② プレパレーションの目的・注意事項を述べることができる
③ ケアモデルの発達段階と状況を考え，プレパレーションができる
④ プレパレーションの際に子どもの権利擁護について配慮できる

ケ ア モ デ ル

ケアモデル①　（幼児期 検査前プレパレーション）

　Lちゃん（2歳8か月）が，入院直後に診察と採血を受けます。直前にプレパレーションを行います。

ケアモデル②　（学童期 ケア実施中のプレパレーション）

　Mくん（8歳）が，上腕骨顆上骨折で手術を行い，2回目のギプスの巻き替えを受けます。1回目の際に，痛い処置だと思い泣いてしまいました。今回も処置に対する抵抗感があります。巻き替えをしている間，プレパレーションを行います。

ケアモデル③　（幼児期 検査後のプレパレーション）

　Nちゃん（4歳8か月）は，化学療法後のCT検査を受けることになりましたが，検査室で一人になることが怖いと大泣きしました。看護師による直前のプレパレーションと母親の協力により，検査をがんばることができました。検査後のプレパレーションを行います。

プレパレーション

プレパレーション

学 習
ノート

学習目標 と 自己チェック ※できた項目には ☑ をしていきましょう

☐ 1. プレパレーションに必要な事前学習と事後学習ができる
☐ 2. プレパレーションの目的・注意事項を述べることができる
☐ 3. ケアモデルの発達段階と状況を考え，プレパレーションができる
☐ 4. プレパレーションの際に子どもの権利擁護について配慮できる

事 前 学 習

子どもの権利擁護；プレパレーションでどのように実施しますか

ケアモデル①（2歳8か月児）について

■ 発達理論からみた幼児前期（2歳8か月児）の特徴をまとめましょう

■ 幼児前期（2 歳 8 か月児）の成長・発達の特徴をまとめましょう

ケアモデル②（8 歳児）について

■ 発達理論からみた学童期（8 歳児）の特徴をまとめましょう

■学童期（8歳児）の成長・発達の特徴をまとめましょう

◆小児上腕骨顆上骨折についてまとめましょう

ケアモデル③（4歳8か月児）について

■ 発達理論からみた幼児後期（4歳8か月児）の特徴をまとめましょう

■ 幼児後期（4歳8か月児）の成長・発達の特徴をまとめましょう

....

1. インフォームドコンセントとインフォームドアセントの違いを説明しなさい

2. プレパレーションの意味について説明しなさい

3. プレパレーションのガイドラインの6項目について説明しなさい

4. プレパレーションの段階について説明しなさい

5. 発達段階に応じたプレパレーション，ディストラクションの例を記入しなさい

　　※『ナーシング・スキル』小児看護技術「プレパレーション」の「基本事項」などを参考に記入しましょう。

1) 乳児の場合

2) 幼児の場合

3) 学童の場合

プレパレーション

ケアモデルの手順と根拠

ケアモデル① （幼児期 検査前のプレパレーション）

Ｌちゃん（2歳8か月）が，入院直後に診察と採血を受けます。直前にプレパレーションを行います。

ケアモデル② （学童期 ケア実施中のプレパレーション）

Ｍくん（8歳）が，上腕骨顆上骨折で手術を行い，2回目のギプスの巻き替えを受けます。1回目の際に，痛い処置だと思い泣いてしまいました。今回も処置に対する抵抗感があります。巻き替えをしている間，プレパレーションを行います。

ケアモデル③ （幼児期 検査後のプレパレーション）

Ｎちゃん（4歳8か月）は，化学療法後のCT検査を受けることになりましたが，検査室で一人になることが怖いと大泣きしました。看護師による直前のプレパレーションと母親の協力により，検査をがんばることができました。検査後のプレパレーションを行います。

1. Ｌちゃん（2歳8か月）が，入院直後に診察と採血をします。あなたは直前に，どのようにプレパレーションを行いますか。具体的に（誰が・どのように・どんな道具を使って・どんな方法で）記述しなさい

2. Mくん（8歳）が，腕の骨折で手術を行い，2回目のギプスの巻き替えを受けます。1回目の際に，痛い処置だと思い泣いてしまいました。今回も処置に対する抵抗感があります。巻き替えをしている間，どのようにプレパレーションを行いますか。具体的に（いつ・誰が・どのように・どんな道具を使って・どんな方法で）記述しなさい

3. Nちゃん（4歳8か月）は，化学療法後のCT検査の際，検査室で一人になることが怖いと大泣きしました。看護師による直前のプレパレーションと母親の協力により，検査をがんばることができました。事後の遊びの段階のプレパレーションを具体的に（誰が・どのように・どんな道具を使って・どんな方法で）記述しなさい

プレパレーション

ケアモデルの手順と根拠

ケアモデル	チェックリスト ☑

実施者 (　　　　　　　　　　　　　　　　)
観察者 (　　　　　　　　　　　　　　　　)

		項目別評価	
		自己	他者
1	子どもと家族とコミュニケーションを取ることができる	☐	☐
2	家族にプレパレーションの目的と方法を説明して，同意を得ることができる	☐	☐
3	家族にも参加してもらうときは，わかりやすく説明し，参加の同意を得ることができる	☐	☐
4	プレパレーションの手順		
1)	アセスメントの段階		
①	対象に合ったプレパレーションの方法を考えることができる ☐年齢　　☐認知レベル　　☐これまでの体験 ☐子どもの性格　　☐状況を理解する	☐	☐
②	5W1Hで具体的に考えることができる ☐いつ　　☐どこで　　☐だれが　　☐何を　　☐どのように	☐	☐
2)	プレパレーションの実施		
①	各段階に道具を有効活用して，わかりやすく実施できる	☐	☐
②	家族も一緒に実施することができる	☐	☐
③	子どもの反応を見ながら実施できる	☐	☐
④	子どもの疑問には，嘘をつかずに具体的に答えることができる	☐	☐
⑤	子どもの理解した内容に誤解がないかを確認し，必要時，説明を補足できる	☐	☐
3)	終了後		
①	遊びなどをとおしてリラックスした環境をつくり，感情の表出を促す	☐	☐
②	実施中の子どもの様子を記録に残すことができる	☐	☐
5	「小児看護領域で特に留意すべき子どもの権利と必要な看護行為」を意識することができる ☐説明と同意　　☐最小限の侵襲　　☐家族からの分離の禁止 ☐プライバシーの保護　　☐抑制と拘束　　☐意志の伝達 ☐教育・遊びの機会の保障　　☐保護者の責任 ☐平等な医療を受ける	☐	☐

事　後　学　習

1 **演習を実施して学んだこと**

2 **自分の課題（チェックリストを参考に考察する）**

3 **自分の課題への対応策**

6 清潔ケア，おむつ交換

　清潔ケアは，自身で身体の清潔を保持することが難しい子どもにとって必要な基本となる看護技術です。身体の清潔を保つことで感染の防止や，循環・代謝の促進など回復を促すためにも必要な援助となります。子どもを対象とした清潔ケアにはさまざまな方法があり，子どもの皮膚の特徴など身体的特徴を理解し，発達や心身の状態に応じた清潔ケアの方法を選択することや，安全かつ安楽な方法を身につける必要があります。

　さらに，子どもへのプレパレーションとケア中のコミュニケーションに加え，衣服を脱ぎ肌や陰部を露出する際には羞恥心などプライバシーにも配慮が必要です。肌を露出する点では通常，観察しづらい部位の観察も求められます。また，日々継続して行うケアのため，子どもの力を見極め，自分でできることを促すことでセルフケア能力を高めていくことや家族の育児指導の機会としても大切な場面になります。

学 習 目 標

①清潔ケア，おむつ交換に必要な事前学習と事後学習ができる
②洗髪，清拭，陰部洗浄，おむつ交換の目的を説明できる
③ケアモデルの発達段階と状況から，清潔ケア，おむつ交換について考えることができ，留意点を説明できる
④適切な方法で，清潔ケア，おむつ交換の基本技術を実施できる

ケ ア モ デ ル

ケアモデル①　（乳児期 急性期）

　Pちゃん（3か月）は，3日前に発熱・下痢があり入院しました。入院後は点滴を受けており，ベッド上で清潔ケアが行われています。本日より解熱し，現在は点滴も終了となりましたが，まだ入浴の許可は下りておらず，これからベッド上で清潔ケア（洗髪，清拭，陰部洗浄）を行います。

清潔ケア，おむつ交換

学習目標 と 自己チェック　※できた項目には☑をしていきましょう

- □ 1. 清潔ケア，おむつ交換に必要な事前学習と事後学習ができる
- □ 2. 洗髪，清拭，陰部洗浄，おむつ交換の目的を説明できる
- □ 3. ケアモデルの発達段階と状況から清潔ケア，おむつ交換について考えることができ，留意点を説明することができる
- □ 4. 適切な方法で，清潔ケア，おむつ交換の基本技術を実施できる

事　前　学　習

子どもの権利擁護；入院している子どもの清潔ケア，おむつ交換でどのように配慮しますか

ケアモデル①（3か月児）について

■ 発達理論からみた乳児期（3か月児）の特徴をまとめましょう

清潔ケア，おむつ交換

事前学習

■乳児期(3か月児)の成長・発達の特徴をまとめましょう

◆下痢の特徴をまとめましょう

1. おむつ交換について
1) おむつ交換の目的は何ですか

2) おむつかぶれが起こる原因を述べなさい

3) おむつかぶれが生じた場合の対処方法を述べなさい

4) トイレットトレーニングについて述べなさい

清潔ケア，おむつ交換

事前学習

5）トイレットトレーニングの開始時期の目安を述べなさい

6）トイレットトレーニング中の子どもへのかかり方として大切なことは何ですか

2. 清潔ケアについて
1）乳児の皮膚の特徴を述べなさい

2）子どもの全身清拭の適応を述べなさい

3) 子どもに行う清潔ケアの目的を述べなさい

4) 子どもの清潔ケアを実施するとき，成長・発達を促すための適切なかかわり方を述べなさい

5) 清潔ケアを実施するとき，声かけの重要性について述べなさい

ケ ア モ デ ル の 手 順 と 根 拠

ケアモデル①　（乳児期 急性期）

　Pちゃん（3か月）は，3日前に発熱・下痢があり入院しました。入院後は点滴を受けており，ベッド上で清潔ケアが行われています。本日より解熱し，現在は点滴も終了となりましたが，まだ入浴の許可は下りておらず，これからベッド上で清潔ケア（洗髪，清拭，陰部洗浄）を行います。

▶必要物品

①ベースン（52 〜 55℃の湯）　　②シャワーボトル〔40±1℃のお湯（洗髪用）〕

③シャワーボトル〔40±1℃の湯（陰部洗浄用）〕

④ベビー用全身ソープ　or（⑤沐浴剤）　　⑥ビニールエプロン（袖なし）

⑦ベビーシャンプー　　⑧バスタオル　　⑨ウォッシュクロス（手拭き用）

⑩カット綿　　⑪ビニールプール　or　吸水マット　　⑫ガーゼハンカチ

⑬着替え（ベビー服・肌着・おむつ）　　⑭綿棒　　⑮ビニール手袋　　⑯紙おむつ

⑰ビニール袋　　⑱水温計　　⑲温度計・湿度計　　⑳ワゴン

	手順〈基本技術〉	根拠〈質問〉
1	清潔ケアの目的を説明する	■ 清潔ケアの目的は何ですか ■ 乳児に特有な対応をあげなさい

2	清潔ケア実施に適した環境を説明する	■ **適切な室温・湿度と，その理由を述べなさい**
3	3か月児の清潔ケアの工夫を考える	■ **ケアを行うタイミングとして，工夫できる点は何ですか**
4	3か月児に合った必要物品を正しく準備する	■ **物品準備や物品配置で気をつける点は何ですか**
5	清潔ケアをするための環境を整える	
1)	ベッドの確認をする	■ **ベッドを確認する際，どのような配慮が必要ですか**
2)	子どもはベッドの中央に対面で縦に寝かせる，または座らせる	■ **子どもをベッドの中央に寝かせる理由を述べなさい**

清潔ケア，おむつ交換

ケアモデルの手順と根拠

6	家族の参加を促し，説明しながら行う	
1)	家族の参加を促す	■ **家族の参加を促す理由をあげなさい**
2)	家族と3か月児に合った事前の説明をする	■ **家族にどのように説明しますか**
		■ **子どもにどのように声かけしますか**
3)	ケア実施中のプレパレーションを行う	**ケア実施中のプレパレーションをどのように行いますか**
7	子どもの安全・安楽を守りながら洗髪を行う	■ **子どもにどのような声かけをしますか**
		■ **看護師の立ち位置はどうしますか**
		■ **自宅と違う洗髪方法に子どもの不安は高まります。どのような配慮が必要ですか**

1)	ビニール袋をかけたビニールプールもしくは吸水マットに子どもの頭をのせて寝かせる（服は全部脱がせない）	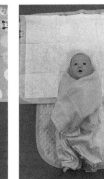 ビニールプールを使用した場合　　吸水マットを使用した場合
2)	ガーゼハンカチで顔を拭く	■ 顔を拭く手順を述べなさい ① ② ③ 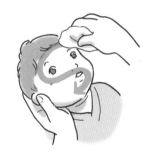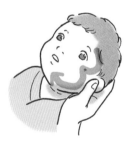
3)	シャワーボトルの温度を確かめてから耳に湯が入らないように頭を濡らす	■ 耳に湯が入らないにようにするにはどのように実施しますか
4)	背部から後頭部を左手で支え，右手でシャンプーを泡立て頭を洗う。最後は泡が残らないようにシャワーボトルを使い洗い流す	
5)	乾いたタオルもしくはガーゼで水分を拭きとる	

清潔ケア，おむつ交換

ケアモデルの手順と根拠

8	【清拭】 子どもの安全・安楽を守りながら，清拭を行うことができる	■ 子どもにどのような声かけをしますか
1)	声をかけながらおむつ以外の衣服を脱がせる（坐位が安定してとれる場合には坐位にする）	■ 服を脱がせるときに気をつけることは何ですか
2)	衣服を脱がせた後はバスタオルなどでくるみ保温する	■ 衣服を脱がせた際に観察する項目を述べなさい
3)	ガーゼ（カット綿）が適温であることを確認しながら清拭を行う	■ 洗う順番について，（　）内に適切な用語を記入しなさい ● （　　　　　　）から（　　　　　　）へ ● 上半身 ⇒ 下半身の順に ■ 不潔になりやすい部分はどこですか ■ かぶれなど皮膚トラブルのある部位をどのように洗いますか
4)	背部を洗う際は体位変換しながら拭く	■ 3か月児の背部を洗う際の体位変換はどのように行いますか
5)	おむつを外して，腹部と殿部を拭く	
6)	迎え手をしながら新しい衣服を着せる	

9	【陰部洗浄】 子どもの安全・安楽を守りながら，陰部洗浄を行うことができる	■ 子どもにどんな声かけをしますか
1)	新しいおむつを子どもの下に敷き，手袋を着用し，おむつを開く。便をしている場合には便を取り除く。汚れたおむつは丸めて捨てる	■ おむつを開けるタイミングで気をつけることは何ですか ■ 子どもの権利擁護をどのように配慮して実施しますか
2)	石けんをカット綿につけて泡立て，陰部を洗う。洗う際はこすらずに泡をのせて汚れを浮かせる	■ 女児・男児で洗い方のコツや違いは何ですか ● 男児： ● 女児： ■ こすらないで洗う理由は何ですか
3)	カット綿で陰部上方を囲うように丘をつくる シャワーボトルの温度を確かめてから湯とカット綿で石けんを洗い流す。湯と石けんを吸収したおむつは丸めて捨てる	■ カット綿で丘をつくる理由は何ですか
4)	乾いたタオルもしくはガーゼで軽く抑えて水分を取り，新しいおむつをつける	

清潔ケア，おむつ交換

ケアモデルの手順と根拠

10	身だしなみを整え，最後に快刺激を与える（事後のプレパレーション）	■ 事後のプレパレーションとして，どのような快刺激を与えますか
11	子どもの安全を確保した後に片付けをする	■ 安全を確認する際，配慮する点は何ですか
12	下記のことを意識して行ったかを確認する □ 説明と同意 □ 最小限の侵襲 □ 家族からの分離の禁止 □ プライバシーの保護 □ 抑制と拘束 □ 意志の伝達 □ 教育・遊びの機会の保障 □ 保護者の責任 □ 平等な医療を受ける	■「小児看護領域で特に留意すべき子どもの権利と必要な看護行為」の下記の項目で大切なことを記入しなさい ● 説明と同意： ● 最小限の侵襲： ● プライバシーの保護： ● 抑制と拘束： ● 家族からの分離の禁止，保護者の責任： ● 教育・遊びの機会の保障：

お む つ 交 換

ケ ア モ デ ル の 手 順 と 根 拠

ケアモデル①　（乳児期 急性期）

　Pちゃん（3か月）は，3日前に発熱・下痢があり入院しました。入院後は点滴を行っており，ベッド上での清潔ケアを行っています。本日より解熱し，現在は点滴も終了となりました。これからベッド上でおむつ交換を行います。

▶必要物品
①子どものサイズに合った紙おむつ　　②おしり拭き　　③ディスポーザブル手袋
④汚れた紙おむつを捨てるビニール袋

	手順〈基本技術〉	根拠〈質問〉
1	子どもを仰臥位にする	■ 子どもを仰臥位にしたときに配慮する点は何ですか
2	必要物品は手の届くところに準備し，紙おむつを十分に広げ，シールなどでくっついている場所がないかを確認し，ギャザーを立てておく	■ サイズの合わない紙おむつを用意した場合，どのようなことが考えられますか ■ 必要物品が不足していたり，手の届く範囲にないと，どのようなことが考えられますか

3	汚した紙おむつを外す前に，おしりの下に新しいおむつを敷いておく	■ 新しい紙おむつに替える場合，配慮する点は何ですか 股関節に負担をかけずにおしりを浮かせる方法 ■ Ｐちゃんの肛門周囲の観察点を述べなさい
4	汚れた紙おむつを開け，おしりふきで拭きとった後，紙おむつを引き抜き，手袋を外す	■ おしりふきで拭く際に配慮する点は何ですか
5	汚染した紙おむつは，くるりとまとめてビニール袋に入れる	■ 汚染した紙おむつをすぐに片付ける理由を述べなさい

6	新しい紙おむつが背中の臍の高さにあることを確認し，紙おむつをあてる	■ おむつが背中の臍の高さにないと，どのようなことが考えられますか
7	紙おむつの腹部側の位置がずれないように，テープを左右対称の位置に留める ● 2本の指が入る程度の余裕をもたせる ● 腹部や股関節のギャザーは外側に出るようにする	■ 2本の指が入る程度の余裕をもたせる理由を述べなさい ■ 股関節のギャザーが内側にあるとどのようなことが考えられますか
8	身支度を整え，抱っこして，「気持ちよくなったね」と声かけをする	■ 抱っこして，「気持ちよくなったね」と声かけする理由を述べなさい
9	下記のことを意識して行ったかを確認する □ 説明と同意 □ 最小限の侵襲 □ 家族からの分離の禁止 □ プライバシーの保護 □ 抑制と拘束 □ 意志の伝達 □ 教育・遊びの機会の保障 □ 保護者の責任 □ 平等な医療を受ける	■「小児看護領域で特に留意すべき子どもの権利と必要な看護行為」の下記の項目で大切なことを記入しなさい ● 説明と同意： ● 最小限の侵襲： ● プライバシーの保護： ● 抑制と拘束： ● 家族からの分離の禁止，保護者の責任： ● 教育・遊びの機会の保障：

清潔ケア，おむつ交換

ケアモデルの手順と根拠

実施者 (　　　　　　　　　　　　　　　　　　　)
観察者 (　　　　　　　　　　　　　　　　　　　)

		項目別評価	
		自己	他者
1	必要物品を正しく準備することができる		
1)	洗髪，清拭，陰部洗浄に必要な物品を準備し，ベッドサイドの使いやすい位置にセッティングする	☐	☐
2)	ベースンの湯の温度を適温（52〜55℃，ようやく手が入れられるくらいの熱い湯）で準備する	☐	☐
3)	シャワーボトルの湯の温度を適温（すぐに使用できるくらいの湯の温度）で準備する	☐	☐
2	子どもの機嫌を観察し，清潔ケアに適していることを判断できる（機嫌を整えることができる）	☐	☐
3	清潔ケアをするための環境を整えることができる		
1)	温度計・湿度計で室温を確認する	☐	☐
2)	ベッドの確認（ストッパーはかかっているか，自分のいる側と反対のベッド柵は上がっているか）	☐	☐
3)	バスタオル，着替えをベッド上に準備する（肌着と洋服を重ねて，おむつを開いて置き，バスタオルを置く）	☐	☐
4)	バスタオルの上に子どもを寝かせ，子どもと対面した位置に立つ	☐	☐
5)	子どもに声をかけ，顔を拭く（ガーゼの熱さが適温かを確認してから拭く）	☐	☐
6)	（ケア中は常に）ベッド柵を下げた状態で子どもから目もしくは手を離さない	☐	☐
4	子どもの安全・安楽を守りながら，洗髪を行うことができる		
1)	シャワーボトルの温度を確認する	☐	☐
2)	子どもを安全なポジションに置き（抱き），耳に湯が入らないように頭を洗う	☐	☐
3)	適宜子どもに声をかけながら，洗髪を進め，最後は泡が残らないようにシャンプーを洗い流す	☐	☐
4)	湯で洗い流した後に乾いたタオルもしくはガーゼで水分を拭きとる	☐	☐
5	子どもの安全・安楽を守りながら，清拭を行うことができる		
1)	適宜子どもに適切な声をかけながら，清拭を進める	☐	☐
2)	顔を拭く（ガーゼの熱さが適温かを確認してから拭く）	☐	☐
3)	子どもの腕を良肢位に保ちながら，衣服を脱がせる	☐	☐

4)	衣服を脱がせた後にそのままにせず，保温しながら清拭を進める		☐	☐
5)	ガーゼ（カット綿）が適温であることを確認しながら清拭を行う		☐	☐
6)	ガーゼ（カット綿）を濡らしたり，必要物品を取る際に，子どもがベッドから転落しないように配慮し，安全を確保する（目を離さない，もしくは手を添えてケアをする）		☐	☐
7)	末梢から中心部に向かって，上半身・下半身の順番に体を拭く		☐	☐
8)	背部を洗う際に無理のないように，体位変換しながら拭く		☐	☐
9)	おむつを外して，腹部と殿部を拭く		☐	☐
10)	不潔になりやすい部分（脇，肘関節内側，膝の裏，指の間など）を丁寧に拭く		☐	☐
6	子どもの安全・安楽を保ちながら，陰部洗浄を行うことができる			
1)	適宜子どもに声をかけながら，陰部洗浄を進める		☐	☐
2)	ディスポーザブル手袋をしておむつを開き，陰部洗浄を行う		☐	☐
3)	不用意な陰部の露出をしないよう配慮する		☐	☐
4)	シャワーボトルの温度を確認してから，石けんを洗い流す		☐	☐
5)	洗い流した後に乾いたタオル（もしくはガーゼなど）できちんと水分を拭きとる		☐	☐
6)	正しい手順でおむつをつける		☐	☐
7)	衣服を着せる際に迎え手をしながら着せる		☐	☐
7	子どもの安全を保ちながら身だしなみを整え，最後に快刺激を促す		☐	☐
8	子どもをベッド上に寝かせ，安全を確保した後にベッド柵を上げてから離れ，片付けをする		☐	☐
9	「小児看護領域で特に留意すべき子どもの権利と必要な看護行為」を意識することができる ☐説明と同意　　☐最小限の侵襲　　☐家族からの分離の禁止 ☐プライバシーの保護　　☐抑制と拘束　　☐意志の伝達 ☐教育・遊びの機会の保障　　☐保護者の責任 ☐平等な医療を受ける		☐	☐

清潔ケア，おむつ交換

ケアモデルの手順と根拠

事後学習

1 演習を実施して学んだこと

2 自分の課題（チェックリストを参考に考察する）

事後学習

3 自分の課題への対応策

M E M O

清潔ケア，おむつ交換

7 与薬（輸液管理，経口与薬）

　与薬（輸液管理，経口与薬）は，治療や疾病予防，症状緩和，検査前の処置を目的として行われます。小児は，末梢静脈の血管が細く刺入が困難なこと，手や足に輸液ラインをシーネ固定するために行動が制限されることから，血管確保に対する苦痛が大きくなります。長期間にわたり継続される場合には，子どもの日常生活や発達に影響を及ぼします。また，与薬は，子どもの発達や体の状態に応じて，苦痛を最小限にする方法で実施する必要があります。「インフォームドアセント」が重視され，子どもと家族が主体的に望む権利を擁護する看護技術が必要です。

学 習 目 標

① 与薬の目的と子どもへの与薬方法を理解できる
② 輸液の実施前・実施中・実施後の看護について説明できる
③ モデル人形で輸液刺入部の固定を実施できる
④ 内服薬の種類と，発達に応じた与薬方法について説明できる
⑤ シロップ剤・散剤・錠剤の与薬方法について説明できる
⑥ 「小児看護領域で特に留意すべき子どもの権利と必要な看護行為」「病院のこども憲章」
　 を考慮し，子どもの力を引き出す援助を理解できる

ケ ア モ デ ル

ケアモデル ①　（幼児期 急性期）

　Qちゃん（2歳5か月）が，RSウイルス感染症による発熱と脱水のため入院となりました。これから，左手背からの末梢静脈内持続点滴が開始されます。注射針の刺入と固定の介助を担当することになりました。輸液は電解質輸液で，速度は40mL/時の指示が出ています。

ケアモデル ②　（幼児期 慢性期）

　Rくん（4歳6か月）は，急性リンパ性白血病と診断を受け，化学療法を実施しています。今日から，感染症予防のための抗菌薬と，便秘予防のための緩下剤の内服が開始されます。医師が内服について，「熱が出ないようにお薬をきちんと飲んで，うがいや手洗いをがんばれるかな」と説明を行いました。Rくんは「苦いお薬は嫌い」と話しています。

学　習
ノート

与薬（輸液管理，経口与薬）

学習目標 と **自己チェック**　※できた項目には☑をしていきましょう

- ☐ 1. 与薬の目的と与薬方法を理解できる
- ☐ 2. 輸液の実施前・実施中・実施後の看護について説明できる
- ☐ 3. モデル人形で輸液刺入部の固定を実施できる
- ☐ 4. 内服薬の種類と，発達に応じた与薬方法について説明できる
- ☐ 5. シロップ剤・散剤・錠剤の与薬方法について説明できる
- ☐ 6.「小児看護領域で特に留意すべき子どもの権利と必要な看護行為」「病院のこども憲章」を考慮し，子どもの力を引き出す援助を理解できる

事　前　学　習

子どもの権利擁護；与薬の際，どのように配慮しますか

与薬（輸液管理・経口与薬）

事前学習

ケアモデル①（2歳5か月児）について

■発達理論からみた幼児前期（2歳5か月児）の特徴をまとめましょう

■幼児前期（2歳5か月児）の成長・発達の特徴をまとめましょう

◆RSウイルス感染症の特徴をまとめましょう

ケアモデル②（4歳6か月児）について

■ 発達理論からみた幼児後期（4歳6か月児）の特徴をまとめましょう

■ 幼児後期（4歳6か月児）の成長・発達の特徴をまとめましょう

1. 与薬について

1) 与薬の目的と方法について述べなさい

2) 子どもが使用する経口薬の種類をあげなさい

3) 子どもの薬物代謝について述べなさい

4) 内服の説明を子どもや家族にどのように行いますか

家族：

乳児の場合：

幼児の場合：

学童の場合：

5) 与薬の6原則 (6R) をあげなさい

6) 内服が困難な子どもに対してどのような援助が必要ですか

※『ナーシング・スキル』小児看護技術「経口与薬（小児）」の「手順：表1トラブル・異常時の対応」などを参考に記入しましょう

トラブル・異常	対　応
内服後，薬を吐き出した もしくは嘔吐した	
子どもの不安や啼泣が 強く，内服できない	
アレルギー症状が 出現した	

小児の場合の注意事項	

7) 輸液の際のトラブルへの対応を述べなさい

※『ナーシング・スキル』小児看護技術「輸液管理（小児）」の「手順：表1トラブル・異常時の対応」などを参考に記入しましょう

トラブル・異常	対　応
輸液が滴下しない	
輸液ラインの接続部が外れた	
刺入部より滲出液がある	

刺入部が腫脹している	
輸液ライン内に空気が 入っている	
血管痛がある	
予定どおりに 落下していない	
針が抜けた	

輸 液 管 理

ケ ア モ デ ル の 手 順 と 根 拠

ケアモデル ①　（乳児期 急性期）

　Qちゃん（2歳5か月）が，RSウイルス感染症による発熱と脱水のため入院となりました。これから，左上肢からの末梢静脈内持続点滴が開始されます。注射針の刺入と固定の介助を担当することになりました。輸液は電解質輸液で，速度は40 mL/時の指示が出ています。

▶必要物品

①指示書　　②輸液（薬液）　　③定量筒付き輸液セット　　④延長チューブ
⑤三方活栓　　⑥留置針　　⑦注射針廃棄容器　　⑧固定用テープ
⑨シーネ　　⑩点滴スタンド　　⑪輸液ポンプ

	手順〈基本技術〉	根拠〈質問〉
1	子どもの理解力に合わせて，静脈穿刺，輸液の目的・時間・方法について説明を行い，納得を得る	■ 輸液の説明を家族と子どもにどのように行いますか
2	カルテからアレルギーの有無，痛みに対する対処方法，利き手（指しゃぶりをする手），習慣などを確認する	■ 痛みに対する対処方法や，利き手や習慣を確認する理由を述べなさい

与薬〈輸液管理，経口与薬〉

ケアモデルの手順と根拠

3	必要物品を準備する 手指衛生を行い，ディスポーザブルの手袋とエプロンを装着する	
4	注射指示と準備した輸液を照合し，6Rを指差し・声出しして確認する	■ 与薬の6原則（6R）をあげなさい
5	目的・子どもの年齢に応じて，適切な輸液ラインを作成する	側管からの投与が予測される場合は，輸液ルートと延長チューブの間に三方活栓を挿入する
6	輸液ラインのクレンメを閉じて，輸液ボトルを開封し，ゴム栓をアルコール綿で消毒する 輸液ラインのボトル針をゴム栓に垂直に挿入する	
7	輸液ボトルをフックにかけ，滴下筒を逆さにし，クレンメをゆっくり開け，滴下筒に輸液を1/3〜1/2程度満たす	■ 定量筒を用いる輸液セットの準備について配慮する点は何ですか
8	クレンメを開け，輸液ラインの先端部分まで輸液を満たし，クレンメを閉じる	■ 輸液ラインの先端まで輸液を満たす理由を述べなさい
9	輸液ボトルから輸液ライン全体を観察し，空気の混入などがないことを確認する	

10	トレイに固定テープ一式を準備する（p158, 写真参照）	■ 固定用のテープを準備しておく理由を述べなさい
11	子どもを処置室へ誘導する	
12	子どもの氏名, 注射指示, 輸液を再度, 2人で確認する	
13	注射針を刺入する（演習では行わない）	■ 上肢の場合の固定方法を述べなさい
14	穿刺部を固定する（p158 〜 160参照）	■ 点滴部の固定法を述べなさい
15	指先と手関節をシーネ固定する	■ 指先が見えるようにする理由を述べなさい
16	処置が終了したことを伝え, がんばりをほめる	
17	指示書に基づき, 輸液速度を設定し, 滴下を開始する	■ 再度6Rをあげなさい

与薬〈輸液管理・経口与薬〉

ケアモデルの手順と根拠

18	輸液ポンプ使用の場合 ①輸液ポンプのドアを開けて，電源を入れる ②輸液ラインの上下を確認し，溝に沿ってまっすぐにセットする ③輸液ポンプのドアを閉めて，レバーをロックし，クレンメを輸液ポンプの直下に固定する ④滴下速度を正しく設定する ⑤滴下を開始する		
19		下記のことを意識して行ったかを確認する □説明と同意 □最小限の侵襲 □家族からの分離の禁止 □プライバシーの保護 □抑制と拘束 □意志の伝達 □教育・遊びの機会の保障 □保護者の責任 □平等な医療を受ける	■「小児看護領域で特に留意すべき子どもの権利と必要な看護行為」の下記の項目で大切なことを記入しなさい ●説明と同意： ●最小限の侵襲： ●プライバシーの保護： ●抑制と拘束： ●家族からの分離の禁止，保護者の責任： ●教育・遊びの機会の保障：

末梢静脈内持続点滴実施中の観察のポイント

	滴下開始後の観察 〔輸液ルート・刺入部・固定の観察〕	（　）内に適切な用語を記入しなさい
1	**通常クレンメ** 定量筒上部のクレンメを閉める	● 定量筒上部のクレンメが閉まっていないと，（　　　　　）が定量筒内に流れてしまい定量が（　　　　　）できず，重量が（　　　　）なる。補助バンドはあるが，（　　　　　）が抜ける可能性がある
2	**定量筒** ①輸液速度を確認する ②定量筒内の輸液の残量は十分か確認する	● 定時に（　　　　　）をチェックする
3	**点滴筒・精密クレンメ** ①自然滴下があるか確認する ②滴下速度を適切に設定する ③体動により滴下数が急激に変化しないか確認する	■ **血管内に留置針が挿入されていない状態でポンプによって輸液が注入されると，どのようなことが起こりますか** ■ **滴下速度の計算式を述べなさい** ● 滴下速度を速めることによって，肺水腫や（　　　　　）を引き起こすリスクがある
4	**輸液ライン** ①屈曲・ねじれ，接続部のゆるみ・外れ ②ライン内への血液の逆流，空気の混入 ③三方活栓の向き ④輸液ラインの固定・長さ	■ **輸液開始時の観察点・工夫点を述べなさい**
5	**穿刺部位** ①針は抜けていないか ②腫脹，発赤，疼痛，静脈炎	
6	**固定部位** ①シーネの固定のゆるみ ②テープの剝がれ ③皮膚の発赤，瘙痒感，循環不全の有無	● 固定前にシーネの重量を量る理由は，（　　　　　）の際に，シーネの重量を（　　　　　）ためである ● 固定部の（　　　　）により，（　　　　）が生じていると，刺入部からの（　　　　）の可能性がある

与薬〈輸液管理，経口与薬〉

ケアモデルの手順と根拠

7	**全身状態** ①バイタルサイン ②In-Out バランス **In / Out table** ③体重 ④浮腫 ⑤その他	■ **In-Out バランスについて何を確認するかを左表の項目の（　）内に，また，下記の（　）内に適切な用語をそれぞれ記入しなさい** ● 水分出納をほかの項目を含め総合的に判断するのは，小児は（　　　　　　）が多く，計算できるIn-Outだけでないためである

In-Out table (within cell 7):

In		Out	
項目		項目	
（　　　　　）		（　　　　　）	
（　　　　　）		（　　　　　）	
		（　　　　　）	
計		計	

8	**行動面** ①必要以上に抑制されていないか ②遊びや生活動作にどのような支障があるか ③刺入部やラインをさわっていないか	■ **行動面の観察について，（　）内に適切な用語を記入しなさい** ● 最初の固定のときに問題がない場合でも，（　　　　　　　　）などによって，きつく抑制される場合があるので，常に（　　　　　　）する ● さわることを防ぐために，（　　　　　　　　），（　　　　　　　　），遊びの工夫，気分転換が必要である

9	**心理面** ①輸液の目的などの説明内容 ②どのように理解しているか ③機嫌の悪さ ④活動性の欲求が強く表れていないか	■ **精神面の観察について，（　　）内に適切な用語を記入しなさい** ● ベッドの上あるいはプレールームでの（　　　　　）を工夫する ● 利き手からの刺入を避ける

10	**環境** ①点滴スタンドの位置 ②周囲に危険なものはないか ③周囲にいる人（他児，家族など）	■ **環境の観察について，（　　）内に適切な用語を記入しなさい** ● 高い柵のある乳幼児用ベッドで過ごす子どもの場合，点滴スタンドの位置を調整する際には，子どもの（　　　　　　）が届かない場所，ラインの長さに（　　　　　）のある場所にする。輸液ポンプの場合，子どもが（　　　　　　）に興味をもつので，（　　　　　　）をさわれないように配置する

| 11 | 下記のことを意識して行ったかを確認する
□ 説明と同意
□ 最小限の侵襲
□ 家族からの分離の禁止
□ プライバシーの保護
□ 抑制と拘束
□ 意志の伝達
□ 教育・遊びの機会の保障
□ 保護者の責任
□ 平等な医療を受ける | ■「小児看護領域で特に留意すべき子どもの権利と必要な看護行為」の下記の項目で大切なことを記入しなさい

● 説明と同意：

● 最小限の侵襲：

● プライバシーの保護：

● 抑制と拘束：

● 家族からの分離の禁止，保護者の責任：

● 教育・遊びの機会の保障： |

与薬〈輸液管理，経口与薬〉

ケアモデルの手順と根拠

末梢静脈内持続点滴の固定方法のポイント

※ジェルコ針の刺入であることを前提に固定する

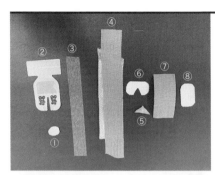

固定テープの種類
① マイクロフォーム
② テガダーム
③ マイクロポア
④ シルキーテックにガーゼを貼ったもの
⑤ ガーゼを三角にまとめたもの
⑥ 覆いやすいようにカットしたマルチポア
⑦ シルキーテック
⑧ マルチポア

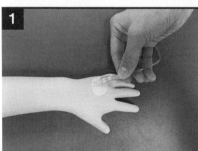

1

皮膚保護のためにテープを貼る
ロック部分の下にマイクロフォーム（①）を適した大きさに切り，皮膚を保護する

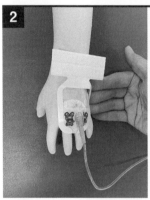 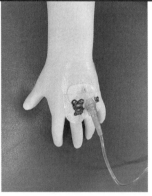

2

テガダーム（②）を貼る
シートをきれいに剥がし，刺入部が観察できるように透明なフィルム部分を貼る。空気が入らないように密着させる

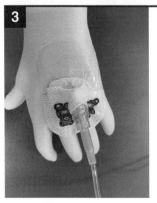

3

テープで刺入部を固定する
刺入部をテガダームについているメッシュテープ1枚でクロスするように固定する

4

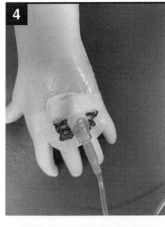

テープで刺入部を固定する
もう1枚のメッシュテープで接続部位の
上側に貼る

5

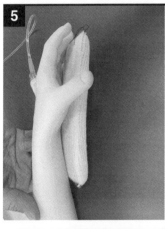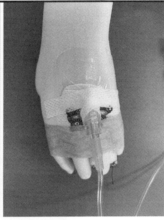

マイクロポア（③）で第2
指〜第5指をテープで，
刺入部をシーネで固定
する

6

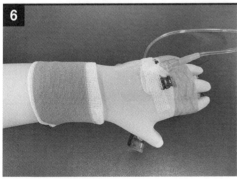

シルキーテックにガーゼを貼ったもの
（④）でシーネの後ろ側を固定する

7

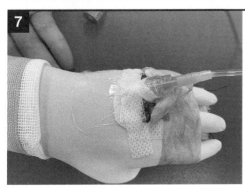

刺入部の浮いているロック部分の下が
安定するようにガーゼを三角にまとめ
（⑤）挿入する

与薬〈輸液管理・経口与薬〉

ケアモデルの
手順と根拠

8

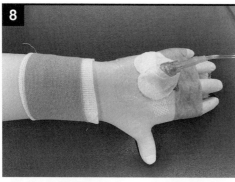

挿入した三角のガーゼをマルチポア（⑥）
で固定する

9

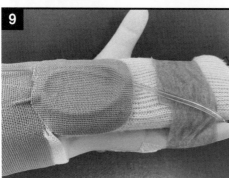

点滴ルートはシーネの横にループをつく
り，シルキーテック（⑦）にガーゼを貼っ
たもので固定する

10

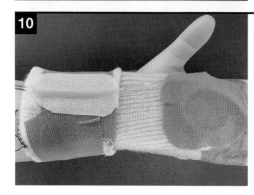

点滴ルートをシーネ固定しているシルキ
ーテックの上で，マルチポア（⑧）で固定
する

ケアモデル ①	チェックリスト ☑

実施者（　　　　　　　　　　　　　　　　　　　）
観察者（　　　　　　　　　　　　　　　　　　　）

		項目別評価	
		自己	他者
1	子どもの準備を整える		
1)	静脈穿刺，輸液の目的・時間・方法について，対象に合わせて説明を行う	☐	☐
2)	痛みに対する対処方法，利き手（指しゃぶりをする手），習慣などを確認する	☐	☐
2	輸液を準備する		
1)	必要物品をセットする ☐指示書　　☐輸液　　☐定量筒付き輸液セット ☐延長チューブ　　☐三方活栓　　☐留置針 ☐注射針廃棄容器　　☐固定用テープ　　☐シーネ ☐点滴スタンド　　☐輸液ポンプ	☐	☐
2)	注射指示と準備した輸液を照合する	☐	☐
3)	適切な輸液ラインを作成する	☐	☐
4)	輸液ラインのクレンメを閉じて，輸液ボトルを開封し，ゴム栓をアルコール綿で消毒する	☐	☐
5)	輸液ラインのボトル針をゴム栓に垂直に挿入する	☐	☐
6)	輸液ボトルをフックにかけ，滴下筒を逆さにし，クレンメをゆっくり開け，滴下筒に輸液を1/3 〜 1/2程度満たす	☐	☐
7)	クレンメを開け，輸液ラインの先端部分まで輸液を満たし，クレンメを閉じる	☐	☐
8)	輸液ボトルからライン全体を観察する	☐	☐
3	刺入する		
1)	子どもを処置室へ誘導する	☐	☐
2)	子どもの氏名，注射指示，薬液を再度，2人で確認する	☐	☐
3)	刺入する（演習では行わない）	☐	☐
4)	穿刺部を固定する	☐	☐
5)	指先と手関節をシーネ固定する	☐	☐
6)	処置が終了したことを伝え，がんばりをほめる	☐	☐
7)	輸液速度を設定し，滴下を開始する	☐	☐

与薬（輸液管理，経口与薬）

ケアモデルの手順と根拠

8)	輸液ポンプ使用の場合		
	輸液ポンプのドアを開けて，電源を入れる	☐	☐
	溝に沿ってまっすぐにセットする	☐	☐
	輸液ポンプのドアを閉めて，レバーをロックし，クレンメを輸液ポンプの直下に固定する	☐	☐
	滴下速度を正しく設定する	☐	☐
4	滴下開始後の輸液ライン・刺入部・固定の観察		
1)	定量筒上部のクレンメは閉める	☐	☐
2)	**定量筒**		
	輸液速度	☐	☐
	定量筒内の輸液の残量は十分か	☐	☐
3)	**点滴筒・精密クレンメ**		
	自然滴下があるか	☐	☐
	滴下速度	☐	☐
	体動により滴下数が急激に変化しないか	☐	☐
4)	**輸液ライン**		
	屈曲・ねじれ，接続部のゆるみ・外れがないか	☐	☐
	輸液ライン内への血液の逆流，空気の混入がないか	☐	☐
	三方活栓の向き	☐	☐
	輸液ラインの固定・長さ	☐	☐
5)	**穿刺部位**		
	針は抜けていないか	☐	☐
	腫脹・発赤・疼痛・静脈炎の有無	☐	☐
6)	**固定部位**		
	シーネの固定のゆるみ	☐	☐
	テープの剝がれ	☐	☐
	皮膚の発赤・瘙痒感，循環不全の有無	☐	☐
7)	**全身状態**		
	バイタルサイン	☐	☐
	In-Outバランス	☐	☐
	体重	☐	☐
	浮腫	☐	☐
	その他	☐	☐

8)	行動面		
	必要以上に抑制されていないか	☐	☐
	遊びや生活動作にどのような支障があるか	☐	☐
	穿刺部や輸液ラインをさわっていないか	☐	☐
9)	心理面		
	輸液の目的などの説明内容	☐	☐
	どのように理解しているか	☐	☐
	機嫌の悪さ	☐	☐
	活動性の欲求が強く表れていないか	☐	☐
10)	環境		
	点滴スタンドの位置	☐	☐
	周囲に危険なものはないか	☐	☐
	周囲にいる人（他児，家族など）	☐	☐
5	「小児看護領域で特に留意すべき子どもの権利と必要な看護行為」を意識することができる ☐説明と同意　　☐最小限の侵襲　　☐家族からの分離の禁止 ☐プライバシーの保護　　☐抑制と拘束　　☐意志の伝達 ☐教育・遊びの機会の保障　　☐保護者の責任 ☐平等な医療を受ける	☐	☐

与薬（輸液管理・経口与薬）

ケアモデルの手順と根拠

ケ ア モ デ ル の 手 順 と 根 拠

ケアモデル② （幼児期 慢性期）

　Rくん(4歳6か月)は,急性リンパ性白血病と診断を受け,化学療法を実施しています。今日から,感染症予防のための抗菌薬と, 便秘予防のための緩下剤の内服が開始されます。医師が内服について, 「熱が出ないようにお薬をきちんと飲んで, うがいや手洗いをがんばれるかな」と説明を行いました。Rくんは「苦いお薬は嫌い」と話しています。

▶必要物品

①内服薬　　②指示書　　③薬杯　　④スプーン　　⑤微温湯

必要時：シリンジ, コップなど

	手順〈基本技術〉	根拠〈質問〉
1	子どもの理解力に合わせて, 与薬の目的・時間・方法について説明を行い,納得を得る	■ 子どもが主体的に内服するためには,どのような方法がありますか
2	薬の確認・準備をする。指示書で, 日付・氏名・薬品名・量（1回量, 1日量）・与薬方法・時間を確認する	■ 子どもの薬の確認で大切なことは何ですか

3	処方箋と準備した薬剤を照合し，6Rを指差し・声出しして確認する	■ 6Rとは何ですか
4	手指消毒を行う	
5	トレイに必要物品を準備する □内服薬　　□処方箋　　□薬杯 □コップ　　□微温湯 必要時：シリンジ，スプーン，スポイト，乳首など	
6	薬（散剤）を準備する ①指示量を薬杯に入れ，シリンジに微温湯，内服用ゼリーを入れる ②散剤を溶かした微温湯，内服用ゼリーをシリンジに吸引する 【乳幼児期の与薬方法】 ●白湯で溶いて，スポイトを吸啜させる ●スポイトで乳首の中に入れ吸啜させる ●ごく少量の白湯でペースト状に練り，内頬部や口蓋に貼りつける ●離乳食を開始していれば，水で溶いて，スプーンで内服する ●シロップ剤の場合は指示量を測定し，スポイトやシリンジで吸啜させる	■ 乳幼児の経口与薬の際に気をつける点をあげなさい

与薬（輸液管理・経口与薬）

ケアモデルの手順と根拠

6		■ 乳幼児に散剤をどのように与薬しますか
	食事制限がない場合は，アイスやヨーグルト，ゼリー，プリンなどに混ぜて与えることもできる	
		■ Rくんに散剤をどのように与薬しますか
	【学童期の与薬方法】 ● 水で溶いて，スプーンで与薬する ● 空のカプセルに入れて与薬する ● 錠剤を経口与薬する ● シロップ剤の場合，可能であれば，そのまま与薬する	■ 学童期の子どもへの内服の支援方法はどうしますか
7	氏名を確認する ● ベッドサイドに指示書と薬を持参し，確認する ● 可能であれば子どもに氏名を名乗ってもらう，またはリストバンドでフルネームを確認する	■ 確認する際はどうしますか
8	内服を行える状態か確認し，体位や姿勢を整える	■ 与薬の際，体位や姿勢をどのように整えますか

9	処置が終了したことを伝え，がんばりをほめる	■ がんばりをほめることはどうして必要ですか
10	与薬後の観察を行い，効果を確認する	
11	与薬方法と結果をカルテに記録する	■ スタッフ間で統一したかかわりができるためには，どのような記録が必要ですか
12	下記のことを意識して行ったかを確認する □ 説明と同意 □ 最小限の侵襲 □ 家族からの分離の禁止 □ プライバシーの保護 □ 抑制と拘束 □ 意志の伝達 □ 教育・遊びの機会の保障 □ 保護者の責任 □ 平等な医療を受ける	■ 「小児看護領域で特に留意すべき子どもの権利と必要な看護行為」の下記の項目で大切なことを記入しなさい ● 説明と同意： ● 最小限の侵襲，意志の伝達： ● 家族からの分離の禁止，保護者の責任： ● 教育・遊びの機会の保障：

与薬（輸液管理・経口与薬）

ケアモデルの手順と根拠

ケアモデル ②	チェックリスト ☑

実施者 (　　　　　　　　　　　　　　)
観察者 (　　　　　　　　　　　　　　)

		項目別評価	
		自己	他者
1	子どもの準備を整える		
1)	理解力に合わせて，内服の目的・時間・方法について，対象に合わせて説明を行う	☐	☐
2)	発達段階や意向に合わせ，子どもと内服方法を相談する	☐	☐
2	必要物品を準備する		
1)	指示書で日付・氏名・薬品名・量(1回量，1日量)・与薬方法・時間を確認する	☐	☐
2)	処方箋と準備した薬剤を照合し，6Rを指差し・声出しして，2名で確認する	☐	☐
3)	手指消毒を行う	☐	☐
4)	トレイに必要物品を準備する：内服薬，処方箋，薬杯，コップ，微温湯など	☐	☐
3	薬を準備する		
1)	指示量を薬杯に入れ，シリンジに微温湯，内服用ゼリーを入れる	☐	☐
2)	散剤を溶かした微温湯，内服用ゼリーをシリンジに吸引する	☐	☐
4	与薬する		
1)	ベッドサイドに指示書と薬を持参し，氏名を確認する	☐	☐
2)	内服を行える状態か確認し，体位や姿勢を整える	☐	☐
3)	発達段階に合わせた適切な方法で与薬する	☐	☐
4)	与薬後，子どものがんばりをねぎらい，主体的な取り組みをほめる	☐	☐
5	片付ける		
1)	使用した物品を所定の方法で処理し，片付ける	☐	☐
2)	与薬方法と結果をカルテに記録する	☐	☐
6	効果と全身状態を観察する	☐	☐
7	「小児看護領域で特に留意すべき子どもの権利と必要な看護行為」を意識することができる ☐説明と同意　　☐最小限の侵襲　　☐家族からの分離の禁止 ☐プライバシーの保護　　☐抑制と拘束　　☐意志の伝達 ☐教育・遊びの機会の保障　　☐保護者の責任 ☐平等な医療を受ける	☐	☐

事 後 学 習

1 演習を実施して学んだこと

2 自分の課題（チェックリストを参考に考察する）

3 自分の課題への対応策

与薬（輸液管理・経口与薬）

事後学習

骨髄穿刺，腰椎穿刺

骨髄穿刺，腰椎穿刺は，診断と治療を目的とした侵襲を伴う検査・処置です。小児がんなどの疾患では繰り返し行われます。子どもにとって，繰り返し経験する痛みを伴う処置はいやな体験として記憶に残ります。このため，処置に伴う苦痛を予測し，積極的な疼痛緩和を図ります。腰椎穿刺では，生化学検査のための髄液の採取，脳脊髄液圧の測定，抗菌薬や抗がん剤など薬剤の髄腔内注射と，疾患により実施する内容が異なるため，内容ごとに根拠と手順を理解し，対応できるように技術を習得することを目標とします。また，子どもが動くことによる事故を防止するため，穿刺部位を固定する技術を演習します。治療・処置の看護技術では「インフォームドアセント」が重視され，プレパレーションによる子どもに合ったわかりやすい説明によって，がんばる力を出せるように支援する看護技術を学習します。

学 習 目 標

【骨髄穿刺】
① 骨髄穿刺の目的を説明できる
② 骨髄穿刺の実施前・実施中・実施後の看護について説明できる
③ ケアモデルの発達段階と状況を考え援助できる
④ モデル人形で検査中の体位固定を行い援助できる
⑤ 骨髄穿刺を介助する際に子どもの権利擁護について配慮できる

【腰椎穿刺】
① 腰椎穿刺の目的を説明できる
② 腰椎穿刺の実施前・実施中・実施後の看護について説明できる
③ ケアモデルの発達段階と状況を考え援助できる
④ モデル人形で検査中の体位固定を行い援助ができる
⑤ 腰椎穿刺を介助する際に子どもの権利擁護について配慮できる

ケ ア モ デ ル

Sくん（4歳6か月）は，B細胞性急性リンパ性白血病と診断を受け，JPLSG-B12プロトコールの治療を実施しています。寛解導入療法，早期強化療法まで終了しました。骨髄抑制期から回復し，強化療法が開始されました。

図のように，腰椎穿刺による髄腔内注射と骨髄穿刺が行われています。ケアモデル①は

骨髄穿刺による髄腔内注射，ケアモデル②は腰椎穿刺の事例です。

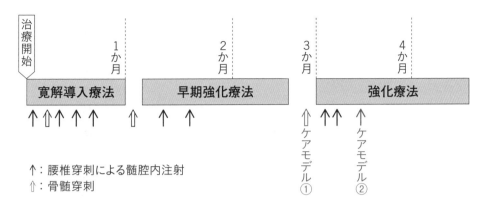

図　Sくんにおける骨髄穿刺と腰椎穿刺の実施の流れ

ケアモデル①　（幼児期 骨髄穿刺）

　強化療法1日目に，これまでの治療効果の確認や造血機能の確認のために骨髄穿刺を行います。治療が開始されてから，3回目の骨髄穿刺です。前日にぬいぐるみを用いて，姿勢などのプレパレーションの説明を受けたSくんは「わかった，がんばる」と言っていましたが，当日になり，「痛いのやだー」と泣きそうです。医師が「いつものように，痛くないように，眠くなるお薬を点滴して，寝ている間に終わらせるよ」と説明しました。看護師も「昨日練習した姿勢が取れるように応援するね。一緒にがんばろうね」と話しています。

ケアモデル②　（幼児期 腰椎穿刺）

　強化療法で9回目の腰椎穿刺による髄腔内注射を行います。検査について，医師が「背中をちっくんして，検査をしてお薬を入れるよ。痛くないように眠くなるお薬を点滴して寝ている間に終わらせようね」と説明していますが，Sくんは毎回，処置前には看護師に，「痛い？」と不安な表情で尋ねています。

　学生は，Sくんの強化療法1クール目から受け持つことになりました。Sくんは左鎖骨下静脈からブロビアックカテーテルを留置しています。

骨髄穿刺，腰椎穿刺

骨髄穿刺，腰椎穿刺

学習目標 と **自己チェック**　※できた項目には ☑ をしていきましょう

【骨髄穿刺】

☐ 1. 骨髄穿刺の目的を説明できる

☐ 2. 骨髄穿刺の実施前・実施中・実施後の看護について説明できる

☐ 3. ケアモデルの発達段階と状況を考え援助できる

☐ 4. モデル人形で検査中の体位固定を行い援助ができる

☐ 5. 骨髄穿刺を介助する際に子どもの権利擁護について配慮できる

【腰椎穿刺】

☐ 1. 腰椎穿刺の目的を説明できる

☐ 2. 腰椎穿刺の実施前・実施中・実施後の看護について説明できる

☐ 3. ケアモデルの発達段階と状況を考え援助できる

☐ 4. モデル人形で検査中の体位固定を行い援助ができる

☐ 5. 腰椎穿刺を介助する際に子どもの権利擁護について配慮できる

事 前 学 習

子どもの権利擁護；骨髄穿刺・腰椎穿刺でどのように配慮しますか

ケアモデル② (4歳6か月児) について

■ 発達理論からみた幼児後期(4歳6か月児)の特徴をまとめましょう

■幼児後期（4歳6か月児）の成長・発達の特徴をまとめましょう

1. 腰椎穿刺について

1）腰椎穿刺についてSくんにどのように説明しますか

2）4歳児に腰椎穿刺のプレパレーションを行う際に，どのような工夫が必要ですか

3) 骨髄穿刺と腰椎穿刺について空欄を埋めなさい

	骨髄穿刺 (マルク，ジャム)	腰椎穿刺 (ルンバール)
目的		
適応		
禁忌		
合併症		

必要物品		

子どもの心理的準備	乳児： 幼児： 学童・思春期：

※（　）内に適切な用語を記入しなさい

	骨髄穿刺 (マルク，ジャム)	腰椎穿刺 (ルンバール)
身体的準備	①実施前（　　　　　　）時間は（　　　　　　）禁止 (指示を確認) ②（　　　　　　）をすませる。尿意や失禁により検査が中断することがあるため，尿意がなくても検査前にトイレへ行くように促す。また，必要時，（　　　　　　）を交換しておく ③穿刺部位に（　　　　　　）や（　　　　　　）などがないか観察する ④（　　　　　　）の有無を確認する ⑤全身状態をアセスメントする	

	骨髄穿刺（マルク，ジャム）	腰椎穿刺（ルンバール）
穿刺部位とその根拠	□ 脛骨上 1/3：6か月以下の乳児 □ 胸骨：6歳以上で可能とされているが，骨の柔らかい小児は危険を伴うため，ほとんど行わない □ 上後腸骨棘：乳幼児期，学童期 □ 上前腸骨稜：乳幼児期，学童期 根拠：子どもは成人に比べ，活発な造血が行われている（　　　　　）の分布が広く，骨も柔らかいので選択できる穿刺部位の幅は広い。乳児期は（　　　　　）や（　　　　　）に骨髄があるが，成長とともに減少し，思春期には胸骨・骨盤骨・頭蓋骨・椎骨などだけに存在する	□ ヤコビー線 根拠：神経損傷を防ぐため，第2腰椎付近で終わる（　　　　　）を避け，第（　　　　　）腰椎間，第（　　　　　）腰椎間を穿刺する。両側の（　　　　　）を結んだヤコビー線が第（　　　）腰椎間を通るので基準にする
固定方法	穿刺部位に応じた体位を取り，固定する **【2名で実施する方法】** □ 1名は（　　　　）部から（　　　　）部，1名は（　　　　）部から（　　　　）部を固定する **上後腸骨棘で行う場合**：腹臥位を取り，腸骨棘が突出するように前腸骨下にバスタオルを入れる。呼吸を阻害しないよう顔は横に向ける。介助者2名のうち頭部側の1名が肩〜背部を固定，下肢側の1名が殿部〜大腿部を固定する	殿部，胴体，膝を屈曲させることにより，（　　　　　）が広がり，（　　　　　）へ穿刺しやすくなる 乳児：側臥位にして膝を屈曲させる。頸部と骨盤に手をあて，頭部と膝を近づけるようにして背中を丸める。骨盤が処置台やベッドに対して垂直になるように固定する 幼児：介助者は処置台の上に乗り，子どもの大腿を介助者の足で挟んで下半身を固定し，肩と殿部を手で支える。子どもが腰を引いてしまうことがあるため，一方の腕を子どもの骨盤にあてて，その手をベッドの端にかけて骨盤を固定する。背部と殿部が処置台に対して垂直になるようにする 学童：局所麻酔で行う場合，子どもの協力を得ながら体位を保持する。両手で膝を抱え，頸部を前屈させて背骨を丸めてもらい，協力を得る。子どもが丸まった状態で肩と殿部を支える

固定方法	◆固定のポイント ①（　　　　　　　）が動かないようにしっかり固定する 　乳児では看護師1名，幼児以上は力が強くなるため看護師2名で行う ②自分でできることは（　　　　　　）を得る ③子どもの（　　　　　）と（　　　　　　　　）を確認しながら調整する	
注意点	●急激な（　　　　　　），（　　　　　　）， 　（　　　　　　　）などに注意する ●血小板の低下など出血しやすい場合は，特に注意して観察する ●終了後，翌日まで（　　　　　　　）する	●脳脊髄液の採取 　注：（　　　　　　）の淵に触れない ●終了後の体位と安静について：終了後 　（　　　　　）時間，（　　　　　　） 　を外して，（　　　　　　）で，水平位 　を保ち安静にする

◆処置後の援助のポイント；鎮静を行った場合

　●終了後（　　　　　　）時間，安静にする

　●覚醒状態，呼吸状態を確認する

　●十分に覚醒したら，バイタルサインに異常がないことを確認後，モニターを外す

　●覚醒後，（　　　　　　）を摂取し，（　　　　　　）がないことを確認する

　●（　　　　　　）や（　　　　　　）がなければ食事摂取を促す

4) 骨髄穿刺部位を●で示しなさい

■脛骨上1/3穿刺（6か月以下の乳児）

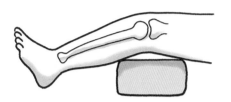

■胸骨穿刺（6歳以上可）

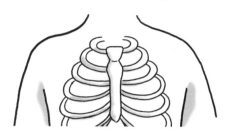

■上後腸骨棘穿刺（乳幼児期，学童期）

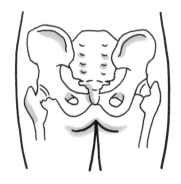

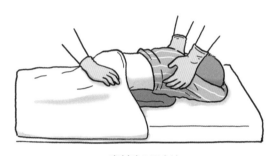

穿刺時の固定法

■上前腸骨稜穿刺（乳幼児期，学童期）

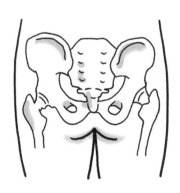

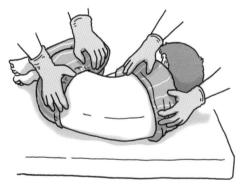

穿刺時の固定法

5) 腰椎穿刺について，イラスト①にはヤコビー線を，イラスト②には（　）内に腰椎の番号を記入
し，適切な穿刺位置に穿刺針を描きなさい

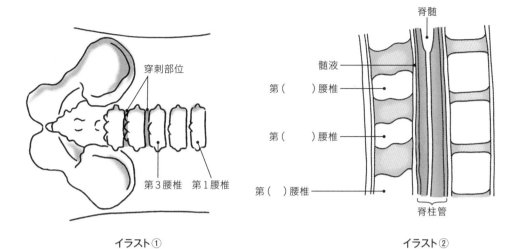

第（　）腰椎

第（　）腰椎

第（　）腰椎

イラスト①　　　　　　　　　　　　　　　　イラスト②

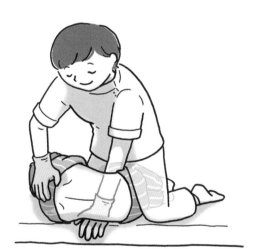

固定法（一人の場合）

6) 小児における骨髄穿刺・腰椎穿刺について（　）内に記入しなさい

※『ナーシング・スキル』小児看護技術「骨髄穿刺（小児）」「腰椎穿刺（小児）」の"基本事項"などを参考にしましょう

	骨髄穿刺	腰椎穿刺
小児の場合の注意事項	【両方の技術に共通すること】 ●穿刺部位からの出血の可能性があるため，（　　　　　　　）の有無に注意する ●（　　　　　　　）によるアレルギーを起こすリスクがあるため，アレルギー反応の既往に注意する ●侵襲を伴う処置により患児の（　　　　　　　）が増強し，予期しない事故につながるリスクがあるため，患児の（　　　　　　　）に合わせた（　　　　　　　）を行い，（　　　　　　　）にも十分に説明し理解と（　　　　　　　）を得ることが必要である 〔乳幼児の場合〕 ●たとえ声かけが理解できなくても，穏やかに（　　　　　　　）をかけながら処置を行う ●予告なく処置を実施しようとすると心の準備ができておらず，怒りや恐怖感が増す。緊急に実施する場合を除いては，（　　　　　　　）に処置の（　　　　　　　）をしておく 〔学童・思春期の子どもの場合〕 ●学童期の子どもは，自分が具体的に理解できる範囲のことについては（　　　　　　　）に考えたり（　　　　　　　）したりできるようになる。（　　　　　　　）があれば，実際に使用する器具を見せて，具体的に処置の流れを説明する	
	穿刺針が骨を突き抜けると，後腹膜血腫や縦隔内血腫を起こすことがあるため，急激な貧血，血圧低下，頻脈などに注意する	●経口摂取が困難な場合，医師に報告し輸液の実施を検討する。検査後数日は症状の出現に注意する ●穿刺直後の（　　　　　　　）の前屈は，脳脊髄液圧上昇のリスクとなり，（　　　　　　　）症状を惹起するため，なるべく頸部を（　　　　　　　），リラックスできるよう配慮する

骨　髄　穿　刺

ケ ア モ デ ル の 手 順 と 根 拠

ケアモデル ①　（幼児期，骨髄穿刺）

　強化療法1日目に，これまでの治療効果の確認や造血機能の確認のために骨髄穿刺を行います。治療が開始されてから，3回目の骨髄穿刺です。前日にぬいぐるみを用いて，姿勢などのプレパレーションの説明を受けたSくんは「わかった，がんばる」と言っていましたが，当日になり，「痛いのやだー」と泣きそうです。医師が「いつものように，痛くないように，眠くなるお薬を点滴して，寝ている間に終わらせるよ」と説明しました。看護師も「昨日練習した姿勢が取れるように応援するね。一緒にがんばろうね」と話しています。

▶必要物品

①骨髄穿刺針　　②ディスポーザブル注射器（5mL×2）　　③滅菌穴あきドレープ

④処置用シーツ　　⑤消毒用イソジン®綿球　　⑥滅菌手袋　　⑦滅菌ガーゼ

⑧鑷子・膿盆　　⑨絆創膏　　⑩圧迫固定用テープ

麻酔下で実施する場合：心電図モニター，SpO₂モニター，酸素マスク，バッグ・バルブ・マスク，吸引器，救急カート

	手順〈基本技術〉	根拠〈質問〉
1	子どもの理解力に合わせて，骨髄穿刺の目的，処置の内容の説明を行い，同意を得る	■ 家族には説明を行い，同意を得ています。Sくんに，どのような声かけをしながら進めますか
2	検査開始前に排尿を促す	■ 実施前におむつ交換・排尿誘導をするのはなぜですか

3	必要物品を準備する 手指衛生を行い，ディスポーザブルの手袋・エプロンを装着する	
4	検査室へ誘導する	
5	モニターを装着する	
6	呼吸・循環動態，嘔吐など全身状態を観察する	
7	処置台に腹臥位になってもらい，体位を固定する	■Sくんの場合は，どのような固定や工夫をしますか
8	清潔区域を確保し物品を準備する ● 穿刺部位の特定，局所麻酔の準備，消毒など介助する。随時，進行状況を子どもに伝える ● 呼吸・循環動態，嘔吐など全身状態を観察する	■Sくんの場合，どこの穿刺部位を選択しますか。またその理由も述べなさい ■ 処置中どのように声かけをしますか ■ 穿刺中・穿刺後の観察ポイントは何ですか ● 穿刺中： ● 穿刺後：
9	抜針時，滅菌ガーゼで穿刺部を圧迫固定する ディスポーザブルの手袋・ガウンを取り，ゴミ箱へ破棄する	
10	体位・衣服を整える 病室へ移送する	

11	1～2時間安静を保つように観察する	
12	十分に覚醒したら，バイタルサインに異常がないことを確認後，モニターを外す	■覚醒後に確認することは何ですか
13	穿刺部位からの出血，疼痛を確認する	
14	下記のことを意識して行ったかを確認する □説明と同意 □最小限の侵襲 □家族からの分離の禁止 □プライバシーの保護 □抑制と拘束 □意志の伝達 □教育・遊びの機会の保障 □保護者の責任 □平等な医療を受ける	■「小児看護領域で特に留意すべき子どもの権利と必要な看護行為」の下記の項目で大切なことを記入しなさい ● 説明と同意： ● 最小限の侵襲： ● プライバシーの保護： ● 抑制と拘束： ● 家族からの分離の禁止，保護者の責任： ● 教育・遊びの機会の保障：

骨髄穿刺，腰椎穿刺

ケアモデルの手順と根拠

　　　　チェックリスト ☑

実施者（　　　　　　　　　　　　　　　　　　　）
観察者（　　　　　　　　　　　　　　　　　　　）

		項目別評価 自己	他者
1	必要物品を正しく準備することができる		
1)	**物品をワゴンにセッティングする** □骨髄穿刺針　　□ディスポーザブル注射器（5 mL×2） □滅菌穴あきドレープ　　□処置用シーツ　　□ハイポアルコール □消毒用イソジン®綿球　　□滅菌手袋　　□滅菌ガーゼ □鑷子・膿盆　　□絆創膏　　□圧迫固定用テープ	☐	☐
2)	手指衛生を行い，ディスポーザブルの手袋・エプロンを装着する	☐	☐
3)	**処置用ベッドの周囲を整える** □バスタオル　　□枕　　□心電図モニター □パルスオキシメーター	☐	☐
2	子どもの理解力に合わせた説明を行い，身体的・心理的準備を整える		
1)	指示に基づき，飲水と食事を控える	☐	☐
2)	排泄を誘導する，またはおむつを交換する	☐	☐
3)	検査室へ誘導する	☐	☐
4)	心電図・パルスオキシメーターを装着する	☐	☐
5)	呼吸・循環動態，嘔吐など全身状態を観察する	☐	☐
3	穿刺の準備を整える		
1)	処置台に腹臥位をとり，体位を固定する	☐	☐
2)	腸骨棘が突出するように前腸骨下にバスタオルを入れる	☐	☐
3)	腸骨が露出できる位置まで衣服を下げる	☐	☐
4)	処置用シーツを敷いて，衣服が汚れないようにカバーする	☐	☐
5)	羞恥心に配慮し，寒さを感じないように最小限の露出とする	☐	☐
6)	一人は頭部から背部，一人は大腿部から殿部を固定する	☐	☐
4	穿刺する		
1)	医師が穿刺部位を中心に内側から外側に向けてイソジン®で消毒を行い，滅菌穴あきドレープをかける	☐	☐
2)	医師が穿刺部位に局所麻酔を行った後，骨髄穿刺針を穿刺する	☐	☐
3)	介助者は体動がないよう，安全な実施のためにしっかりと固定する	☐	☐

4)	介助者は子どもが不安にならないよう声をかけ，様子を見ながら介助する	☐	☐
5)	呼吸・循環動態がわかるモニターなどから全身状態を観察する	☐	☐
6)	医師は穿刺針を抜針し，滅菌ガーゼで圧迫止血する	☐	☐
7)	医師が止血を確認した後，穿刺部位の消毒を行い，消毒液をハイポアルコールで拭きとり，圧迫固定する	☐	☐
8)	子どもに検査が終了したことを伝え，衣服を整える	☐	☐
9)	子どものがんばりをほめる	☐	☐
10)	家族へ終了したことを伝え，安静臥床のままストレッチャーで帰室する	☐	☐
5	片付ける		
1)	使用した物品を所定の方法で処理し，片付ける	☐	☐
2)	記録する	☐	☐
6	1～2時間安静を保ち，覚醒状況と全身状態を観察する	☐	☐
7	「小児看護領域で特に留意すべき子どもの権利と必要な看護行為」を意識することができる ☐説明と同意　　☐最小限の侵襲　　☐家族からの分離の禁止 ☐プライバシーの保護　　☐抑制と拘束　　☐意志の伝達 ☐教育・遊びの機会の保障　　☐保護者の責任 ☐平等な医療を受ける	☐	☐

骨髄穿刺，腰椎穿刺

ケアモデルの手順と根拠

ケ ア モ デ ル の 手 順 と 根 拠

ケアモデル②　（幼児期 腰椎穿刺）

　強化療法で 9 回目の腰椎穿刺による髄腔内注射を行います。検査について，医師が「背中をちっくんして，検査をしてお薬を入れるよ。痛くないように眠くなるお薬を点滴して寝ている間に終わらせようね」と説明していますが，S くんは毎回，処置前には看護師に，「痛い？」と不安な表情で尋ねています。

　学生は，S くんの強化療法 1 クール目から受け持つことになりました。S くんは左鎖骨下静脈からブロビアックカテーテルを留置しています。

▶ 必要物品

①腰椎穿刺針　　②滅菌穴あきドレープ　　③消毒用イソジン®綿球　　④滅菌手袋
⑤滅菌ガーゼ　　⑥鑷子・膿盆　　⑦絆創膏　　⑧圧迫固定用テープ

麻酔下で実施する場合：心電図モニター，SpO₂ モニター，酸素マスク，バッグ・バルブ・マスク，吸引器，救急カート

	手順〈基本技術〉	根拠〈質問〉
1	子どもの理解力に合わせて，腰椎穿刺の目的，処置の内容の説明を行い，同意を得る	■ 家族には説明を行い，同意を得ています。S くんに，どのような声かけをしながら進めますか
2	検査開始前に排尿を促す	■ 実施前におむつ交換・排尿誘導をするのはなぜですか
3	必要物品を準備する 手指衛生を行い，ディスポーザブルの手袋・エプロンを装着する	
4	検査室へ誘導する	
5	モニターを装着する	
6	呼吸・循環動態，嘔吐など全身状態を観察する	

7	処置台の端で側臥位をとり，体位を固定する	■Sくんの場合は，どのような固定や工夫をしますか 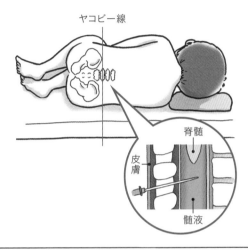 ヤコビー線 脊髄 皮膚 髄液
8	清潔区域を確保し物品を準備する ● 穿刺部位の特定，局所麻酔の準備，消毒などを介助する ● 随時，進行状況を子どもに伝える ● 呼吸・循環動態，嘔吐など全身状態を観察する ● 穿刺後はゆっくりと落ち着いて呼吸すること，そのままの体位で動かないことを伝える	■Sくんの場合，どこの穿刺部位を選択しますか ■ 処置中どのように声かけをしますか ■ 穿刺中・穿刺後の観察ポイントは何ですか ● 穿刺中： ● 穿刺後：

骨髄穿刺，腰椎穿刺

ケアモデルの手順と根拠

9	抜針時，滅菌ガーゼで穿刺部を圧迫固定する ディスポーザブルの手袋・ガウンを取り，ゴミ箱へ破棄する	
10	体位，衣服を整える 病室へ移送する	
11	1～2時間安静を保つように観察する	■ 頭部を水平にする理由は何ですか
12	十分に覚醒したら，バイタルサインに異常がないことを確認後，モニターを外す 鎮静状態から覚醒した後，悪心・嘔吐・頭痛の有無と程度を確認する 水分摂取後の誤嚥，全身状態に問題がないことを確認する	
13	穿刺部位の出血・疼痛を確認する	
14	下記のことを意識して行ったかを確認する □ 説明と同意 □ 最小限の侵襲 □ 家族からの分離の禁止 □ プライバシーの保護 □ 抑制と拘束 □ 意志の伝達 □ 教育・遊びの機会の保障 □ 保護者の責任 □ 平等な医療を受ける	■「小児看護領域で特に留意すべき子どもの権利と必要な看護行為」の下記の項目で大切なことを記入しなさい ● 説明と同意： ● 最小限の侵襲： ● プライバシーの保護：

14	● 抑制と拘束： ● 家族からの分離の禁止，保護者の責任： ● 教育・遊びの機会の保障：

骨髄穿刺，腰椎穿刺

ケアモデルの手順と根拠

実施者（　　　　　　　　　　　　　　　　　　　　　　）
観察者（　　　　　　　　　　　　　　　　　　　　　　）

		項目別評価	
		自己	他者
1	必要物品を正しく準備することができる		
1)	**物品をワゴンにセッティングする** □腰椎穿刺針　　□ディスポーザブル注射器（5 mL×2） □滅菌穴あきドレープ　　□処置用シーツ　　□ハイポアルコール □消毒用イソジン®綿球　　□滅菌手袋　　□滅菌ガーゼ □鑷子　　□膿盆　　□絆創膏　　□圧迫固定用テープ □検体容器　　□局所麻酔薬	□	□
2)	手指衛生を行い，ディスポーザブルの手袋・エプロンを装着する		
3)	**処置用ベッドの周囲を整える** □バスタオル　　□枕　　□心電図モニター □パルスオキシメーター	□	□
2	子どもの理解力に合わせた説明を行い，身体的・心理的準備を整える		
1)	指示に基づき，飲水と食事を控える	□	□
2)	排泄を誘導する，おむつを交換する	□	□
3)	検査室へ誘導する	□	□
4)	モニターを装着する	□	□
5)	呼吸・循環動態，嘔吐など全身状態を観察する	□	□
3	穿刺の準備を整える		
1)	処置台の端で側臥位をとり，体位を固定する	□	□
2)	介助者は処置台の上に乗り，子どもの大腿を介助者の足で挟んで下半身を固定し，肩と殿部を手で支える	□	□
3)	子どもが腰を引いてしまうことがあるため，一方の腕を子どもの骨盤にあてて，その手をベッドの端にかけて骨盤を固定する	□	□
4)	背部と殿部が処置台に対して垂直になるようにする	□	□
5)	処置用シーツを敷いて，衣服が汚れないようにカバーする	□	□
6)	羞恥心に配慮し，寒さを感じないように最小限の露出とする	□	□
4	穿刺する		
1)	医師が穿刺部位を中心に内側から外側に向けてイソジン®で消毒を行い，滅菌穴あきドレープをかける	□	□
2)	医師が穿刺部位に局所麻酔を行った後，腰椎穿刺針を穿刺する	□	□

3)	流出してきた髄液を滅菌スピッツで採取する		☐	☐
4)	医師は髄腔内注射を行う		☐	☐
5)	介助者は体動がないよう，安全な実施のためにしっかりと固定する		☐	☐
6)	介助者は子どもが不安にならないよう声をかけ，様子を見ながら介助する		☐	☐
7)	呼吸・循環動態がわかるモニターなどから全身状態を観察する		☐	☐
8)	医師は穿刺針を抜針し，滅菌ガーゼで圧迫止血する		☐	☐
9)	医師が止血を確認した後，穿刺部位の消毒を行い，消毒液をハイポアルコールで拭きとり，圧迫固定する		☐	☐
10)	子どもに検査が終了したことを伝え，衣服を整える		☐	☐
11)	子どものがんばりをほめる		☐	☐
12)	家族へ終了したことを伝え，頭部に枕を入れずに水平位を保ち，安静に臥床させ，ストレッチャーで帰室する		☐	☐
5	片付ける			
1)	使用した物品を所定の方法で処理し，片付ける		☐	☐
2)	記録する		☐	☐
6	1〜2時間安静を保ち，覚醒状況と全身状態を観察する		☐	☐
7	「小児看護領域で特に留意すべき子どもの権利と必要な看護行為」を意識することができる ☐説明と同意　　☐最小限の侵襲　　☐家族からの分離の禁止 ☐プライバシーの保護　　☐抑制と拘束　　☐意志の伝達 ☐教育・遊びの機会の保障　　☐保護者の責任 ☐平等な医療を受ける		☐	☐

骨髄穿刺・腰椎穿刺

ケアモデルの手順と根拠

事 後 学 習

1 演習を実施して学んだこと

2 自分の課題（チェックリストを参考に考察する）

3 自分の課題への対応策

M E M O

骨髄穿刺・腰椎穿刺

《制作スタッフ》
表紙デザイン　　　　mio
本文デザイン　　　　mio
イラスト　　　　　　大弓千賀子

小児看護技術演習テキスト
子どもの権利擁護の実践をめざして
学習ノート（学生用）

定価（本体価格 2,200 円＋税）

2023 年 7 月 21 日　第 1 版第 1 刷発行
2024 年 2 月 21 日　第 1 版第 2 刷発行

監　修　　濱中喜代
編　集　　髙橋　衣
発行者　　長谷川　潤
発行所　　株式会社　へるす出版
　　　　　〒164-0001　東京都中野区中野 2-2-3
　　　　　☎（03）3384-8035〈販売〉
　　　　　　（03）3384-8155〈編集〉
　　　　　振替 00180-7-175971
　　　　　http://www.herusu-shuppan.co.jp
印刷所　　三報社印刷株式会社